中国医疗服务体系资源整合促进策略研究

刘　丹　著

重庆大学出版社

图书在版编目(CIP)数据

中国医疗服务体系资源整合促进策略研究/刘丹著.
--重庆:重庆大学出版社,2021.12
ISBN 978-7-5689-2788-8

Ⅰ.①中… Ⅱ.①刘… Ⅲ.①医疗卫生服务—资源管理—研究—中国 Ⅳ.①R199.2

中国版本图书馆 CIP 数据核字(2021)第 201056 号

中国医疗服务体系资源整合促进策略研究
ZHONGGUO YILIAO FUWU TIXI ZIYUAN ZHENGHE CUJIN CELÜE YANJIU
刘 丹 著
策划编辑:张慧梓

责任编辑:许 璐 版式设计:胡 斌
责任校对:刘志刚 责任印制:张 策

*

重庆大学出版社出版发行
出版人:饶帮华
社址:重庆市沙坪坝区大学城西路 21 号
邮编:401331
电话:(023)88617190 88617185(中小学)
传真:(023)88617186 88617166
网址:http://www.cqup.com.cn
邮箱:fxk@cqup.com.cn(营销中心)
全国新华书店经销
重庆天旭印务有限责任公司印刷

*

开本:720mm×1020mm 1/16 印张:11.75 字数:219 千
2022 年 1 月第 1 版 2022 年 1 月第 1 次印刷
ISBN 978-7-5689-2788-8 定价:68.00 元

2016 年重庆市教育委员会人文社会科学研究重点项目：基于复杂适应系统理论视角的城市公立医院医疗服务协同进化机制与策略研究
（项目编号：16SKGH018）

2020 年重庆市教育委员会科学技术研究项目：基于"整体性"治理视角的重庆市医疗救助制度研究
（项目编号：KJQN202000413）

重庆医科大学医学与社会发展研究中心、重庆市"十三五"重点学科
重庆医科大学"公共管理"学科资助

目　录

第一章 绪 论

一、医疗服务体系资源整合的提出

1.我国医疗服务体系目前存在的问题

随着经济的发展和社会科技的不断进步,人民群众对医疗卫生服务的期望和需要不断攀升。研究表明,世界各国的卫生费用投入也呈现出不断增长的趋势,但如何使国家有限的财力、物力投入到医疗卫生领域,对有限的资源进行合理配置和有效布局,建立优化的医疗服务体系,使其发挥最大效益,是世界各国面临的普遍问题[1-4]。

近年来,我国医疗服务体系网络虽然已经初步建立,但仍然存在健康不公平、人口老龄化、疾病负担增加等一系列卫生问题亟待解决。其中,医疗资源配置和结构布局不合理已成为阻碍我国医疗卫生事业发展的突出问题,主要表现为区域卫生资源配置不当,综合性医疗机构与社区卫生机构之间协作关系不佳,各级医疗机构之间无序竞争、相互脱节的现象,合作沟通、有效协作在大多数地方更是纸上谈兵,医疗服务体系结构与群众健康需求不吻合。在这种情况下,希望医疗机构向人民群众提供连续性、整体的、具备成本效益的服务是不现实的,医疗服务体系的"碎片化"会造成机构运行效率低下。先前的医疗机构布局侧重强调患者的需求(可及性)、经济发展因素、不同层级医疗机构提供不同服务(层次性)等因素,但缺乏对医疗服务机构之间、医疗服务体系整合因素的考量,而若要实现区域医疗机构的合理布局,其中一个很重要的因素就是要考虑医疗服务体系的整合。

2.医疗服务体系发展的趋势

纵观国际,世界各国政府均致力于改革医疗服务体系,不断提高医疗服务体系资源整合能力是医疗卫生体制改革的必然趋势。阿兰·恩托文(Alain Enthoven)[5]作为管理竞争倡导者之一,曾经提出:疾病的诊疗是一个复杂的过程,是一个需要连续提供服务的过程[6],它涉及预防、治疗、康复等各个环节和步骤。因此,他认为这种连续性的、整体的医疗服务是无法通过个体层面的医院来提供的。很多国家的卫生体制的改革与实践也充分表明,单纯的"个体层面"的竞争,容易导致不同层级医疗机构之间服务连续性的断裂,不利于实现医疗服务的连续、完整提供。因而,我们需要针对不同层次的医疗机构实行"纵向整合",形成整合型的医疗服务体系(Integrated Delivery Systems,IDSs)。从卫生专业的角度来讲,追求纵向整合,建构医疗服务体系,从整体的角度降低成本、提高效率是国际公认医疗服务体系发展的趋向[7-12]。

3.国家推动医疗服务体系资源整合的发展

2010 年,原卫生部等五部委联合出台了《关于公立医院改革试点的指导意见》,《意见》指出:公立医院改革要遵循"适度规模、优化结构、合理布局、统筹配置城乡之间和区域之间医疗资源"的要求,进行优化公立医院结构布局的改革探索。2013 年,《国务院办公厅关于巩固完善基本药物制度和基层运行新机制的意见》鼓励探索推进一体化管理,充分利用现有资源做好基层医疗卫生机构的规划布局。这提示我们如果医疗机构在进行布局的时候能充分考虑到医疗服务体系资源整合的需要,就能改善资源利用效率,最大限度地发挥医疗体系的效用。

其实,早在 1982 年颁布的《全国医院工作条例》中就针对我国医疗服务体系"不系统""不协同"的问题提出:"我国医疗服务传递体系应布局合理;各级医疗机构相互协调、有序竞争;充分发挥医疗服务体系的整体功能和效益。"之后,也多次强调过医疗机构之间分工协作的重要意义。随着 2009 年《关于深化医药卫生体制改革的意见》与《2009—2011 年深化医药卫生体制改革实施方案》的确立,标志着新一轮医改方案正式出台。以"一个目标、四大体系、五项改革和八项支柱"为核心,同时将医疗服务体系的构建摆在了更加凸显的位置,明确提出要通过医疗机构间的资源整合,实现资源共享,达到优势互补,通过加强人才、信息、制度建设来保障新型的医疗服务体系,最终实现医药服务体系规范、高效运转。《方案》明确指出:到 2020 年,要实现普遍建立比较完善的公共卫生服务体系和建立资源共享、信息互通、协调互动的医疗卫生服务体系的目标,以期人民群众最终能享受到有效、安全、方便、价廉的医疗卫生服务。2013 年,《国务院办公厅关于巩固完善基本药物制度和基层运行新机制的意见》提出:要不断提升基层服务能力水平,加强基层医疗服务体系建设,以达到巩固和加强基层医疗卫生服务网底功能的目的。伴随着新型城市医疗服务体系(以社区服务为基础)与农村三级医疗服务体系(以县级医院为龙头)的逐步构建,医疗服务体系资源整合的战略意义日益显著。

因此,不断发展和完善我国的医疗服务体系,通过促进服务体系资源整合最终达到合理布局上、下级医疗机构的分布,合理配置与整合上、下级医疗机构之间的医疗资源,促使上、下级医疗服务机构共同协调发展,是解决现存问题的利刃[13],是优化我国医疗资源配置及医院布局、提高卫生资源公平性和效率性的现实需要,是保卫人民健康的必由之路,对于加速新医改的进程是至关重要的,已成为迫在眉睫急需完成的任务。

那么什么是医疗服务体系资源整合? 制定何种策略促进医疗服务体系资源整合的实现? 本研究通过对国内外的相关文献进行梳理分析,对相关定义进行了界定,并希望能通过理论和实践研究为政策制定者提供相应的参考策略。

二、医疗服务体系资源整合的研究目的及意义

(一)研究的目的

本研究旨在充分汲取前人研究成果的基础之上,合理运用系统理论及发展战略规划等相关理论,通过现场实证调研发现影响医疗服务体系资源整合实现的因素,基于医疗服务体系资源整合战略流程概念模型,构建评价指标体系,对医疗服务体系资源整合进行系统研究,为促进我国医疗服务体系资源整合以及提升体系服务能力提供对策及建议。

(二)研究的意义

建立一个优化的、完善的医疗服务体系是深入贯彻党和中央关于深化医疗卫

生体制改革的重要举措,是注重民生的重要表现,医疗服务体系资源整合能力的提高对居民健康需求有重要保障,具有多方面的重要意义。

1.本研究具有重要的理论意义

目前,我国的医疗服务体系的资源整合还处于摸索阶段,相应的研究还比较薄弱,尚未形成完善、系统的发展思路,对如何促进医疗服务体系资源整合缺乏相应的理论指导。本研究运用战略模型的构建系统开展医疗服务体系资源整合促进研究,不仅有助于丰富发展战略规划理论等相关理论的研究,还能够缩小国内研究与国外研究的差距,指导我国医疗卫生事业的发展,为建立新型的卫生服务系统观、卫生服务结构系统优化及调整提供理论依据。

2.本研究具有重要的现实意义

目前,医疗服务体系资源整合的必要性以及重要性还未得到充分的认识,尚缺乏系统的理论和实践来指导以及推动我国医疗服务体系资源整合。本研究通过对医疗服务体系资源整合的实践探索,促进合理、完善的医疗服务体系的构建,有助于规范转诊流程;有助于实现患者有序分级就医,缓解大医院的"就医难"的现状;有助于保证医疗服务的连续不间断,提高人民的健康水平;有助于提高医疗卫生服务体系的运行效率。

三、医疗服务体系资源整合的研究内容

(一)理论问题与分析

通过查阅相关文献对系统理论、协同理论、发展战略理论、PDCA 循环理论等进行分析和梳理,为本研究提供理论支持和依据。

(二)现状研究与趋势分析

通过对国内外医疗服务体系的发展历程及其资源整合的现状进行梳理和分

析,总结国内外医疗服务体系资源整合研究的发展变化,发现目前该领域研究存在的不足,并结合国家新医改及相关政策的要求,从内部过程保障的角度对医疗服务体系资源整合的促进开展研究,总结经验、吸取教训,以供政策制定者及决策者参考和借鉴。

（三）医疗服务体系资源整合的实证研究

通过对地区医疗机构的医务人员对医疗服务体系资源整合的认知、执行及行动的效果进行现场实际调研和分析,了解其在医疗服务体系资源整合作用发挥的实际情况及作用机制,并探讨其影响因素,为针对医务人员进行有效干预,保障医疗服务体系资源整合的实现提供科学的、有效的现实依据。

通过与调查点的有关卫生行政部门负责人及代表医院的管理层进行座谈,了解促进医疗服务体系资源整合保障措施的执行情况及管理层对医疗服务体系资源整合的重视程度,总结医院管理层对促进医疗服务体系资源整合的建议和看法。

（四）医疗服务体系资源整合战略流程概念模型的构建

在查阅国内外文献的基础上,结合本研究结果对体系、医疗服务体系、医疗服务体系整合、医疗服务体系资源整合等概念特征进行界定。

探讨运用 PDCA 循环原理,明确医疗服务体系资源整合战略流程的开发程序,并确定医疗服务体系资源整合战略流程的开发过程节点,构建医疗服务体系资源整合顶层设计模型及 PDCA 四阶段模型,进行统合完成战略流程管理的全过程。

（五）医疗服务体系资源整合指标体系的构建

在医疗服务体系资源整合战略流程概念模型构建的基础上,通过对计划、实施、检查和反馈完善四个阶段所需要素的保证进行 IDEF0 图的分析,结合文献查阅并运用专家咨询法构建医疗服务体系资源整合的评价指标体系,依据层次分析法确定指标的权重。

（六）提出策略与建议

通过对现场调查地区相关定性、定量资料的收集、处理和分析,根据结果结合我国医改的政策、医疗机构发展的方向,从管理体制、服务模式、医保制度以及医务人员和管理者的角度对促进我国医疗服务体系资源整合提出相应的具体对策和建议。

四、医疗服务体系资源整合的研究方法

（一）文献收集及分析方法

1.文献分析与形势判断

通过查询期刊、学术著作以及对国家和地方有关医疗服务体系资源整合的相关文件,对资料、报告等进行深入系统的分析,了解当前我国医疗服务体系总体现状,对医疗服务体系资源整合的发展趋势进行形势判断。

2.内容分析

通过对各种文献资料的内容进行客观的、系统的描述和分析,找出目前医疗服务体系资源整合研究存在的缺陷和不足,了解有关国家、地区的医疗服务体系资源整合的内容,对本研究的对象、内容、方法、指标以及调查问卷和访谈提纲进行完善和修改,同时归纳出本研究可以借鉴的理论和方法。

3.文献计量分析

文献计量学就是用数学和统计学的方法,定量地分析一切知识载体的交叉学科。它是集数学、统计学、文献学为一体,注重量化的综合性知识体系[14-15]。其计量对象主要是:文献量(各种出版物,尤以期刊论文和引文居多)、作者数(个人、集体或团体)、词汇数(各种文献标识,其中以叙词居多)。文献计量学最本质的特征

在于其输出务必是"量"。本文以文献计量学的原理,利用书目共现分析系统BICOMB 软件对搜索到的相关文献进行分析,以发现目前国内外医疗服务体系整合领域的研究存在的不足。

(二)实证研究

1.调查方法与调研地点的选择

抽样调查与典型调查相结合。

现场调研地点的选择原则:①当地政府有关部门对现场调研工作支持与配合;②符合社会调查以及卫生统计学的要求;③考虑课题的进度安排和经费等因素。

以各地区医疗服务体系资源整合开展情况作为选择调研地点的主要依据,并综合考虑当地卫生事业发展水平、经济发展状况,本研究最终选取湖北、广西作为现场调研地区。

2.调查对象的选择

根据各地医疗服务体系资源整合开展的实际情况选择相应的城市及区县作为现场调研的样本地区。

(1)机构层面

①三级综合医院:武汉市 3 家,襄阳市 1 家,咸宁市 1 家,南宁市 2 家;

②二级综合医院:武汉市 2 家,宜城市 1 家,南宁市 1 家;

③一级医疗机构:武汉市 7 家,南宁市 2 家,玉林市 1 家。

(2)个体层面

①卫生行政部门:分管医改工作的部门负责人;

②样本市、区县医疗机构:分管医疗工作或者医院集团化改革的医院院长、医务处的相关负责人;

③调研地区医疗机构的医务人员:上级医院 50 名(其中医生 30 名、护士 20 名);下级医院 30 名(其中医生 20 名、护士 10 名)。

3.资料收集方法

(1)现有资料收集

收集上级卫生行政部门制定的有关医疗服务体系资源整合方面的制度、法规、文件等资料;收集医院在开展有关医疗服务体系资源整合方面的典型案例及特色做法的书面资料、年度工作总结报告等相关信息。

(2)问卷调查法

通过查阅国内外相关文献并对相关领域的专家进行半结构式访谈后形成初版调查问卷。选择若干名专家进行预实验,并对指标体系结构层次的合理性、完备性,指标条目的归类、独立性、表述是否明确等作出评定,根据其意见再对问卷进行反复讨论和修改,最终形成有关医疗服务体系资源整合调查问卷,并使用该问卷对各级医疗机构的医务人员进行现场调查。

(3)半结构深度访谈法

设计访谈提纲,对当地卫生行政部门分管医改工作的负责人和医院分管医疗或者医院集团化改革工作的院长/医务处的相关负责人及中层干部进行深度访谈,了解其对有关促进医疗服务体系资源整合的观点、态度和看法,以期采集、挖掘深层次的信息资料。

(4)专题小组访谈法

邀请与医院相关的分管领导及中层干部,围绕有关医疗服务体系资源整合展开座谈。

4.资料分析方法

(1)聚类分析

聚类分析是按"物以类聚"的原则将特性相近的变量或观察单位进行归类。其中系统聚类是将相近的样品或变量归类的方法。系统聚类法包括样品聚类和变量聚类,变量聚类是先将纳入进来的 n 个变量看成 n 类,然后将性质最接近或者相似程度最大的 2 类合并为 1 个新类,此时分为 $n-1$ 类,依次类推,最后把所有的变量或者样品全部聚在一个大类中[16-17]。本研究采用聚类方法中的组间连接和平方 Euclidean 距离对医务人员问卷中的 12 个变量进行聚类分析。

(2)多分类 logistic 回归分析

多分类 logistic 回归分析适用于应变量为无序分类资料,原理是选择因变量 Y

中的其中一个类别作为参照,拟合剩余的各类别相对于此参照类别的 logistic 回归模型[18]。本研究将效果维度的 3 个指标 V4、V6、V17 作为因变量 Y,并根据医务人员作用发挥的影响机制模型的原理选择 V1、V2、V3、V5、V7、V13、V14(含认知、行动)作为 X,采用多分类 logistic 回归进行分析,具体讨论影响医疗服务体系资源整合实施效果的因素。

（3）主题框架法

20 世纪 80 年代,主题框架法开始形成,其核心是关注于"主题框架(thematic framework)"的确立。主题框架法已经被广泛应用于政策或项目的评估分析,因为其不仅确保了资料整理和分析过程的严密性和透明性,而且兼顾了资料分析的科学性和可操作性,因此,被认为是目前比较成熟的定性资料分析方法[19-20]。本研究具体运用主题框架法对收集到的访谈资料进行重视度分析。

（三）指标体系构建的方法

根据新医改的大背景和新形势的要求,顺应历史发展的趋势,"建设并完善有中国特色的公立医院制度"需要完善覆盖城乡的三级医疗服务体系。医院的定位要从体系的角度出发,考虑其在医疗卫生服务体系中的合适定位。

1.专家咨询法

专家咨询是指为获得某项知识、技术方法或信息资源等目的与有关专家进行信息交流的一种手段,采取匿名的方式征求专家意见,经过反复多次的反馈修正,最后得到有关专家的综合意见[21-22],从而对评价对象做出评价的方法。专家咨询法是目前综合评价中常用的方式之一,具有简单易行,避免心理因素影响等优点。目前有众多研究采用专家咨询法[23-24]。常用的步骤包括:

（1）编制专家咨询表

按评价内容的层次、评价指标的定义、必需的填表说明,绘制咨询表格。

（2）分轮咨询

本研究经过了三轮专家咨询。

第一轮:将咨询表发给各位专家,让他们根据自己的知识和对评价对象的了解情况,填写表格。

第二轮:进行表格回收,对结果进行分析整理,确定修改内容,形成第二轮咨询表,再将新的咨询表发出,让各专家根据反馈信息,对自己的判断做出调整,如果评价的结果和反馈的信息差距较大,应叙述理由。

第三轮:在第二轮的基础上对有异议的指标进行继续改进,并最终确定指标表,并交给专家对各指标进行权重打分。

(3)结果处理

以算术平均值来代表专家们的意见。计算公式如下:

$$K_i = \frac{1}{n} \sum_{j=1}^{n} P_{ij}$$

其中,K_i——第 i 指标的评价结果;P_{ij}——第 j 位专家对第 i 指标的评分值;n——专家数。离散系数以 V_i 表示,则

$$V_i = \overline{S_i} / k_i$$

$$\overline{S_i} = \sqrt{\frac{1}{n-1} \sum_{j=1}^{n} (p_{ij} - k_i)^2}$$

是第 i 指标评价结果的标准差。

本研究在前期大量文献的回顾与论证基础上,建立了评价指标的条目池,初步确立评价指标的筛选范围,然后邀请医院管理研究专家和医院管理者进行小组讨论,对各级指标的分类、含义、评价标准进行了充分讨论,并经过 3 轮专家咨询最终形成了医疗服务体系资源整合指标体系。

2.层次分析法

层次分析法(The analytic hierarchy process)简称 AHP,在 20 世纪 70 年代中期由美国运筹学家托马斯·L.塞蒂(Thomas L.Saaty)正式提出[25]。它是一种定性和定量相结合的、系统化、层次化的分析方法。它是将决策问题按总目标、各层子目标、评价准则直至具体的备投方案的顺序分解为不同的层次结构,然后得用求解判断矩阵特征向量的办法。求得每一层次的各元素对上一层次某元素的优先权重,最后再加权和的方法递阶归并各备择方案对总目标的最终权重,此最终权重最大者即为最优方案。即为某一层次指标对于上一层次某相关指标的相对重要性权值[26]。

层析分析法的优点:①系统性的分析方法。系统的思想在于不割断各个因素对结果的影响,而层次分析法中每一层的权重设置最后都会直接或间接影响到结果,而且在每个层次中的每个因素对结果的影响程度都是量化的,非常清晰、明确。

②简洁实用的决策方法。层次分析法把定性方法与定量方法有机地结合起来,使复杂的系统分解,能将人们的思维过程数学化、系统化,便于人们接受。且能把多目标、多准则又难以全部量化处理的决策问题化为多层次单目标问题,通过两两比较确定同一层次元素相对上一层次元素的数量关系后,最后进行简单的数学运算。③所需定量数据信息较少。层次分析法主要是从评价者对评价问题的本质、要素的理解出发,比一般的定量方法更讲求定性的分析和判断。

五、医疗服务体系资源整合研究框架

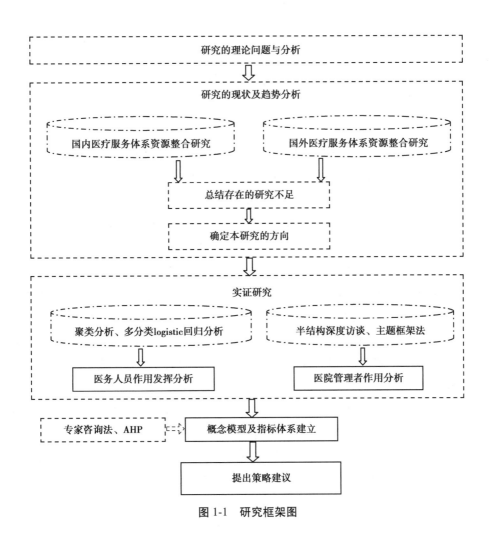

图 1-1 研究框架图

第二章　医疗服务体系资源整合的理论与分析

一、医疗服务体系与"系统理论"

最早将系统分析方法引入到旅游研究领域的是冈恩(Gunn)在1972年提出的旅游功能系统模型,该模型分为需求和供给两大部分,包括旅游人口、交通、吸引物、服务以及信息促销等5项[27]。传统的科学研究方法主要是分解法,系统研究采用的是分析与综合相结合的思想方法。一般系统论创始人贝塔朗菲把系统定义为"处于一定的相互关系中并与环境发生关系的各组成部分(要素)的总体(集合)"。系统学家钱学森指出:"把极其复杂的研究对象称为系统,即由相互作用和相互依赖的若干组成部分结合成的、具有特定功能的有机整体,而且这个系统本身又是它所从属的一个更大的系统的组成部分[28]。"

依据系统动力学的基本思想,结合不同角度对系统要义的概括,系统可定义为一个由相互区别、相互作用的各部分(单元或要素)有机地联结在一起,为同一目的完成某种功能的集合体。系统主要特性表现为层次性和目的性。一个目标系统必然地被包含在一个更大的系统内,这个更大的系统就是目标系统所处的"环境",目标系统内部的要素本身也可能是一个较小的系统,从而形成了不同级别系统的垂直层次关系。从系统动力学的特点来说,它主要的研究对象是复杂动态反馈性系统,也就是存在输入和输出反馈关系的闭环系统[29-30]。

二、医疗机构与"分工与协同理论"

（一）分工理论

社会分工理论最早是由古典经济学的代表人物亚当·斯密（Adam Smith）提出的[31]。当技术从社会生活的边缘逐渐走向核心，人们越来越依赖技术以提供更多的东西，分工（Division of Labor，Divide the Work）就成为必要和必然。分工以一种因果累积式的过程阐明了社会经济报酬递增的内生机制，其本质是在分工细化的过程中，专业化的知识与技能通过自我强化而加速积累。因此，分工既是社会和经济发展的原因又是其结果。分工使得大规模生产方式成为可能，促使规模经济和范围经济以更大规模向前发展，分工的深化不但构成了组织创新的主要动力，而且是各种交易制度规范和完善的基本推动力量。并且，随着市场规模的进一步扩大和技术系统越来越复杂，分工逐渐脱离个人、个体，呈现出主体多样化的趋势。其中各种组织既是分工的主体又是分工的对象，形成组织簇，成为相互联系的整体，促进系统结构更进一步走向复杂化、模块化和功能完善化。

（二）协同理论

"协同学"源自古希腊语，本意是合作、协作。20 世纪 70 年代，德国物理学家哈肯（Haken）明确了"协同"理念并建立了"协同学"，他的研究表明系统发展演化存在着普遍规律性，在任何系统中各子系统之间依靠有目的的、调节的"自组织"过程产生协同作用，使系统产生稳定有序的结构。协同（Synergy）是指各子系统或元素围绕系统总体目标相互合作、配合，由此围绕系统整体良性循环态势发展。协同学是相互作用、系统性很强的科学[32-33]。协同学的主要研究对象是相互作用最为明显，也最有决定性作用的那些结构复杂、因素众多的系统。协同学促使社会组织直接或者间接采取集体行为以实现目标，该学说对推动区域产业结构化升级、区域协调发展等具有指导作用。

协同理论强调将一切研究对象看成是由组元、部分或者子系统构成的系统，这些子系统之间会通过能量或信息交换相互作用后形成一种新的结构,产生一种整体效应,而这种性质可能在微观子系统层次是不具备的[34-37]。因此,协同理论提示我们需要建立一种整体观念和思维方法去管理复杂系统。

不同领域存在着不同的协同,管理协同是诸多协同中很重要的一种[38]。翟耘锋在《协同力——让企业生命体组织常绿》一书中提出,管理协同必须综合组织内外部的各种资源,通过对组织、人员、流程、战略的有效整合,保证企业自身的运营健康,快速适应环境的变化,建立起一种可以与环境和谐一致的成功的生存模式[39]。

分工与协同是矛盾的统一体,只要出现分工,必然会有协同的出现,正如硬币的两面[40]。但从组织和生产方式演进角度,一般协同问题远远复杂于分工问题,一方面是因为从认知的角度,分工是对元实体的解析,而协同则是对诸多单元的组合,组合的复杂度自然远高于解析;另一方面,分工一般可以在生产组织的技术、工艺和运作效率的层次得到较好的解释,而协同涉及到复杂系统演化机制,需要关系到社会、意识形态和价值观念等许多问题,要全面认知和理解协同,必须从社会、政治、经济、人文环境和系统演进历史等多方面着手。

我国的医药卫生系统由相互作用、相辅相成的不同级别的医疗机构构成,是复杂的动态系统,其良性演变也依赖于各子系统对应的不同级别的医疗机构之间协同作用的结果。只有通过协同合理化才能实现三级医疗卫生服务体系的效能最大化。三级医疗系统是区域医疗卫生发展的重要子系统,乃至整个卫生发展的分系统,它是我国医药卫生体系的重要组成部分,对医疗卫生事业的发展起到了医疗骨干、引领发展的作用。如何更好地发挥三级医疗机构的龙头、骨干作用,通过其带动二级、一级医疗机构的发展是我国医院卫生管理领域的重要研究方向,逐渐引起国内外专家、学者的广泛关注,也是今后我国医药卫生体制改革的热点研究方向。管理者应根据医疗卫生发展的不同时期结合我国人民群众医疗卫生需求的现状,对三级医疗机构的发展要求作出适当的调整,并通过相应的考核指标保证其实现。实现这一目标,才能更好地区分不同级别医疗机构的功能定位、发展方向和目标,才能协调不同级别医疗机构的责任,最终发挥区域整体的竞争力量,乃至国家的竞争力。

随着社会的发展和人民物质生活水平的提高,人们对医疗服务的需求内容更丰富、层次更加多元化,导致医院之间的竞争也愈加激烈,主要表现为核心竞争力和综合实力的竞争。但目前一定区域内医院的规划存在着资源过度分散、设备重复购置等问题,导致卫生服务系统整体运行效率低下。竞争环境迫使医院改变传统的思维模式和战略决策方式,采用跨部门、跨医院的协同管理战略,使医院内部各部门之间或医院与医院之间的联系更加紧密,形成组织统一、业务联合、资源协调、信息协同的管理模式,实现医院与医院之间横向和纵向的联合、管理与协同[41]。

三、医疗机构与"区域医疗协同"

区域医疗协同就是为了提高一定区域内医疗服务的覆盖程度,实现医疗服务系统的宗旨与目标(公平、效率、质量和可及性),提升医疗机构的主体服务能力、完善功能(服务、资源创造和筹资)和理顺服务系统网络结构关系,减少重复,提高服务效率和服务水平,实现为辖区内居民提供连续、综合性医疗服务的目标,由分工明确、密切协作的医疗机构组成的联合。

随着医学科技发展和社会分工,对病人的医学照护早已脱离家庭并且远远超过一家医疗机构的承担能力。特别是随着工业化、城市化和社会老龄化的进展,医疗服务的连续性和综合性越来越强。为了适应需求的变化,一些医疗机构必须在职能分工、组织融合的基础上组成医疗服务联合体,期望通过增加合作和共享,降低服务成本,提高服务能力和质量,满足日益增长的医疗服务需要,从而获得发展的先机。医疗机构的网络化是医疗服务传递系统发展的必然趋势,区域医疗服务网络可以说是现代医疗服务传递系统组织医疗服务的具体形式,反映了社会、政府管理社会公共事务方式的多样化,代表了医疗服务组织化水平和程度。

(一)医疗协同首先是指为实现共同利益而建立的合作伙伴关系

从产品性质讲,医疗服务既具有公共产品又有私人产品的特点,医疗服务提供与管理也就具有了社会服务和公共管理的性质。可以说,一个国家和地区建立的医疗服务体系是其社会、经济、文化、医疗技术条件的综合反映,更是社会所有政治力量博弈后的一种折中,一种妥协。

1994年世界卫生组织(WHO)提出公平、质量、效率的概念,2000年WHO将其细化为健康状况的公平性,卫生服务提供中的公平性以及卫生筹资中的公平性[42]。相应地,医疗服务传递系统的构建要体现安全、质量、公平、效率、稳定、可及、可持续性等综合目标的平衡。各国卫生保健政策在目标和价值取向上就只能在保障供给和控制费用之间采取一种现实主义的综合平衡。这种平衡既要满足社会各阶层、民族、收入状况、健康状况的群体的多样化医疗服务需要,也要控制医疗服务体系所花费的成本,使其不构成社会、政府和个人沉重的经济负担。这种平衡的落脚点在于医疗卫生服务的提供,即社会怎样利用有限的卫生资源去组织医疗卫生服务的生产。目前各国卫生改革的目标和方向是向普遍获得健康保障和卫生保健服务供给的方向迈进,但由于医疗保健服务难以实现全国范围内的各级覆盖以满足人们特定的和不断变化的需求,加之服务提供的方式未能满足人们的期望,改革措施采取的策略重点也就放在重新组织卫生服务的提供上,即以人们的需求和期望为中心,使医疗保健体制更符合和更好地应对社会变迁,同时取得更佳产出,服务提供效率的提高和人们医疗服务需求的满足。

因此,医疗协同首先是"作为目的的协同",即把整体利益和自身利益视为一体,为共同的目标进行的分工和整合;其次是"作为手段的协同",即满足自身的需求,通过合作从对方获得实现目标必须的资源,这种资源既可能是人力、设备、管理、技术和知识,也可以是服务。但无论是哪一种方式的协同,医疗机构、政府部门和医疗保险甚至病人之间,相互依赖性都在加深、加强,为实现卫生保健系统的目标,所有的参与者必须在共识的基础上充分合作,达到结构功能上互补,行动上协调,发挥最大的协同效应[43]。

(二)医疗协同效应是分工协同和分化整合表现出的整体效果

医疗服务网络化的最直接目的是通过协同达到减少重复、浪费和磨擦,整合资源以提高资源的共享水平和使用效率,从而起到1+1>2的协同效应。这就要求必须对医疗服务传递系统的结构和功能进行广泛而深入的分工分化和整合协同。这种分工分化、整合协同是跨学科的,结合了医学科学、公共卫生、心理学、统计学、流行病学、经济学、社会学以及教育学的理论与实践。采取的干预途径和措施是综合性的,重点关注的是卫生保健的广义层面和对慢性病的管理,从疾病预防、健康促进和初级保健方面,对目标人群提供一套互相密切合作的连续服务,并从临床和财务两方面对所服务的人群健康状况和临床结果负责。从社会、环境、经济和其他一般的领域进行考虑,要设计一种有组织的、面向社区的健康和服务提供的网络体系作为组织支撑。

（三）协同功能是所有要素进行集约化管理与统一运用

区域医疗服务网络协同功能反映出一定区域内医疗机构在服务提供过程中表现出的整体性、统一性和协调一致的能力[44]。卫生保健的提供自然离不开管理和运用各种资源要素,如知识和信息要素(组织管理、医学信息和医学技术)、服务流程要素、患者流向要素、物质资源要素(机构和设备)和人力资源要素。和单一机构服务提供的方式不同,服务网络则在整个网络内实现管理和运用这些要素,所以更协调,更有效,也就成本更低,浪费更少,对民众的卫生保健需求反应性更快,满足率和服务满意率更高[45]。

区域医疗协同以一种突破机构、场所调用资源要素的方式,在整个服务区域内实现卫生资源集约化管理与运用。集约化程度主要受网络的协同能力的限制。为了降低研究的规模,并使之具有针对性,本研究界定区域医疗协同网络为一定区域范围内医疗机构组成的一种协同的网络化组织,医疗协同网络在提供连续性、综合性医疗服务过程中表现出的协同能力,称之为区域医疗网络协同功能,而将与医疗服务提供相关的卫生决策、筹资、监管等功能活动认定为影响医疗协同的重要因素。

四、医疗服务体系与"发展战略规划理论"

战略(Strategy)一词起源于希腊语中的动词"stratego",原意是指通过对资源的有效利用,来谋划如何打败敌人。很多世纪以来,战略一直主要用于军事领域。但是在最近的几个世纪,它已越来越频繁地被政府所使用,如"政党的竞选战略""政府降低通货膨胀和提高就业率的战略""改善国内状况的战略"等。

战略规划是一种更为积极主动、目的明确、面向未来的管理方式。它力图实现做好应对所预计到的困难的准备,更迅速地抓住和利用新的机遇与可能的变化[46]。现代医院的生存与发展,已经不能仅仅视其为一种孤立的行为,必须根据外部环境的变化和需求调整发展方向,更加注重医院对其所在卫生服务体系的贡献度,并将其作为制定和调整战略规划的依据。

医院发展战略规划理论,可理解为"发展理论(因果关系)——发展目标(理想性状)——战略途径"的研究模式。经验主义思维则通过自身的发展经验总结,与其他地区进行类比,确定自己的发展目标和可行的途径;在医院发展战略规划中,则表现为"历史回顾——他者经验——自身目标——战略途径"的研究模式。本文在医院发展战略规划流程中将上述两者相结合,既有助于提高研究的科学性和前瞻性,又可以增强其实用性和可操作性,如图 2-1 所示。

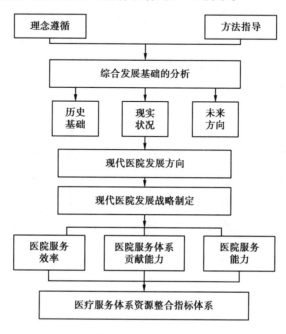

图 2-1　医疗机构战略发展规划流程

五、医疗服务体系与"PDCA 循环理论"

PDCA 循环理论源于沃特·安德鲁·休哈特(Walter Andrew Shewhart)1930 年最初的构想,后于 1950 年被美国质量管理专家威廉·爱德华兹·戴明(William Edwards Deming)博士应用于全面质量管理中,目前主要用于质量管理体系的持续改进问题。

PDCA 循环原理中,每个循环都是大环套小环,一环扣一环互相制约又互为补充的,上一级循环是下一级循环的依据,下一级循环是上一级循环的落实和具体化[47],示意图见图 2-2。PDCA 循环原理认为,只有在不断的发现问题和解决问题的无穷循环过程中,研究对象才有可能得到提升。因而,本研究认为内部的控制体系在医疗机构的适应过程也完全符合这一特征。

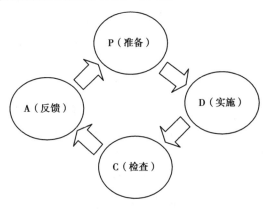

图 2-2　PDCA 循环原理

六、医疗服务体系与"契约论"

契约一词就其来源可以追溯到公元前 146 年,在最早的西方国家的著作中就可见其身影。"契约"在西方是一个重要的社会范畴,早在古希腊时期中就开始蕴涵契约的理念和思想。契约最初是吸附在"合约"中,作为民社会合意下的契约是经济生活中人们交易往来关系的反映,契约是把含义下的人和一个强有力的约束联结在一起的民商法概念。契约产生的建人类的社会关系,契约是一种社会协作形式,社会独立个体(或团体)之益往来,常用契约来表现其利益关系的联接。

契约论的基本论点是把国家的产生说成是人们相互之间或人民同统治者之间相互订立契约的结果,即国家是共同协议的产物。契约论思想早在古希腊智者派那里就已萌芽,之后古希腊哲学家伊壁鸠鲁(Epicurus)才对其加以比较明确的论述——视国家和法律为人们相互约定的产物。15—16 世纪一些反暴君派的贵族思想家系统地论述了契约论思想,把它看成反抗非正义统治的根据。契约论最盛行的时期是17—18 世纪,这个时期契约论一般以自然法学说为基础,认为人类最初生活在没有国家和法律的自然状态中,受自然法支配,享有自然权利。但由于有种种不便,人们就联合起来,订立契约,成立国家,以便更好地实现自然权利。19

世纪以后,契约论受到各种批判,日渐式微。20世纪,又出现了一种新契约论,主要代表人物为美国的约翰·罗尔斯(John Rawls)。他讲的"契约"或叫"原始协议"不是为了参加一种特殊的社会或为了创立一种特殊的统治形式而订立的,订约的目的只是为了确立一种指导社会基本结构设计的根本道德原则,即正义原则。认为这种原则必然包括两部分内容,一是平等自由原则,二是社会的公平平等原则和差别原则的结合。

本研究中,医疗服务体系资源整合涉及综合改革,无论何种形式的变革都势必会触及不同利益群体之间的资源、利益的调整,最终引发因利益分配不均而导致的不同主体之间的矛盾问题。因而,利益协调问题是改革的根本障碍。这时则需要契约论来进行指导。具体来说,即医疗服务体系内部可以以一种更有效、更公平的承诺方式进行利益的分配,对已有的内部资源进行重新规划,不同利益主体之间订立契约。医疗秩序的稳定、和谐依赖完备的制度支持,而医疗契约正是一种建构良好医疗制度秩序的灵活方法。

七、医疗服务体系与"利益相关者理论"

1963年,利益相关者的概念由美国斯坦福研究院首次提出,它描述的是:经济关系的本质是利益关系,利益相关者与企业的发展息息相关,正是有利益相关者参与加入,企业在追求股东利益最大化的同时,才能做到更加考虑利益相关者的整体利益,企业才会长足发展。20世纪60年代,利益相关者理论被予以明确,就其定义来说由于当前每个事物之间的发展不是孤立的,而是相互影响和联系的,所以要想完成一项事件就必须共同努力。而反过来,这项事件的完成又会使所有的配合主体都获得一定的好处,基于此,不同的涉及主体为了能在最大程度上获得好处,会尽自己最大的努力来创造这一事项顺利完成所需的条件和极力配合,从而也巩固了将所有涉及主体串联起来的这一整体事件。所以,简单来说就是一个互利共赢的过程。国外已经将其广泛应用于卫生政策分析及各种类型的医疗卫生机构的管理。利益相关者分析的关键是确定利益相关者,然后根据研究目的和要求,对利益相关者的不同利益诉求进行分析[48]。

本研究主要涉及利益相关者理论在医疗服务体系资源整合中的运用。我国医疗卫生服务体系应有效发挥卫生行政、医保、财政、发改、医疗机构及患者等各方协同作用,不断平衡各方利益,推动医疗卫生服务体系建设[49]。目前,由于各利益主体缺乏共同责任和利益激励,无法平衡各方利益,缺乏发展动力。本研究以利益相关者理论为基础依据,借鉴国外整合医疗卫生服务体系的经验,并结合我国医疗服务体系资源整合的实际情况,通过协调各相关方利益关系,整合我国当前医疗卫生服务体系。我们要通过契约手段充分发挥所有利益相关者的积极性,共同打造一个高效的医疗服务体系运作机制。

八、医务人员与"认知行为理论"

认知行为理论认为,在认知、情绪和行为三者中,认知扮演着中介与协调的作用。认知对个人的行为进行解读,这种解读直接影响着个体最终是否采取行动[50-51]。因此,认知行为理论强调认知活动在行为发生中的作用,通过改变思维或信念以达到改变行为的目的。医务人员是医改的直接参与者和医疗机构改革的直接执行者,医疗服务体系资源整合的促进必须靠医务人员去推动,因此,如何提高医务人员的认同并致力于推动和促进医疗服务体系资源整合是我们需要考量的。一般来说医务人员行动的形成过程有四个阶段[52],如图 2-3 所示。

(一)认识阶段

医务人员对医疗服务体系资源整合的内容及意义的认识是发挥医务人员作用的最基础的一步。在这个阶段,医务人员倾向于采取相应行动的意识很薄弱,因此,医疗机构应采取措施加强其认识,使之能尽快过渡到下一个阶段。

(二)认同阶段

医务人员对医疗服务体系资源整合的内容及意义有了一定程度的认识后,仍需通过多种渠道加深对其了解,通过各种信息的整合形成对医疗服务体系资源整合促进的接受及认同。接下来转入第三个阶段,因此该环节对于以下工作的开展至关重要。

（三）采取行动阶段

在这个阶段,医务人员开始采取行动,并认识到自己的行动会产生价值,认知与行动的措施采取之间开始形成较强的联结。同时,医务人员还会继续为其行动寻找决策支持。

（四）持续行动阶段

医务人员通过行动产生了强烈的成就感,因而对行动的效果形成较为稳定的正性评价,随后是对该行动的自觉自愿遵守,建立医务人员作用持续发挥的保证。

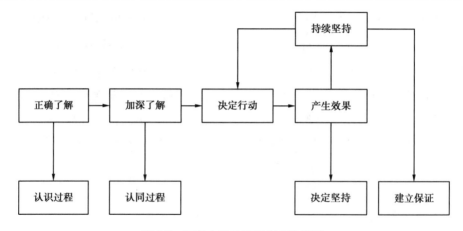

图2-3　医务人员认知行为理论模型

九、医疗服务体系改革"渐进论"

其实,质量互变是事物发展的普遍规律。不以量变为前提,不可能发生质变,在自然界和人类社会的变革中无不如此。

公立医院改革试点评估的总协调人指出:"公立医院改革应是一个逐步推进的过程。如果要求在短时期内产生明显绩效,恐怕违背了客观规律。在条件不具备的情况下,如果强行实现一些过高的目标或片面追求一些领域的改革速度,忽视了改革的系统性和协调性,不仅影响改革效果,还会带来新问题[53]。"公立医院改革的复杂性决定了我们不能急于求成,应遵循循序渐进原则,稳中求进。

医疗机构资源整合的评价指标体系的建立也是一样。需要根据当前医疗机构资源整合发展的进度和现状,对上级医疗机构在服务体系中的贡献度及其在服务体系中发挥的作用程度做出合理的定位,应根据具体情况制订医疗机构资源整合的评价指标体系,将来再根据其定位和功能的进一步发挥进行相应调整。

第三章　医疗服务体系人力资源绩效评价理论与工具实践

　　人力资源是第一生产要素,人力资源管理是医疗服务体系资源整合实现的核心环节。2011 年 2 月 28 日,国务院办公厅正式发布了《关于印发 2011 年公立医院改革试点工作安排的通知》(下称《通知》)。《通知》强调:"要充分调动医务人员积极性,完善人员绩效考核制度,实行岗位绩效工资制度,将医务人员的工资收入与医疗服务的数量、质量、技术难度、成本控制、群众满意度等挂钩,做到多劳多得、优绩优酬,提高临床一线护士和医师工资待遇水平。"本研究拟通过总结传统和现代的人力资源管理理论,通过不同绩效评估工具的比较分析,总结出科学的绩效考核工具,使绩效考核结果成为客观有效的激励依据,进而促进医院人力资源积极性提高,为卫生行政部门提供决策依据,为医院管理者提供借鉴与参考。

一、人力资源管理理论

　　随着时代的不断进步与发展,一些先进的管理理论开始逐渐被一些学者运用到医院人力资源管理中,比如,研究如何激发员工积极性和创造性的"激励理论";强调医院和员工双向承诺,追求医院组织目标和员工个人目标共同实现的"心理契约理论""组织承诺理论";注重对员工隐性素质培养的"冰山理论"等。

(一)组织承诺理论

　　20 世纪 60 年代,贝克尔(Becker)最早提出了组织承诺的概念,他认为组织承诺是指随着员工对组织时间、精力、情感等付出的增加,而希望继续留在组织中的一种心理现象,是促使员工坚持其职业行为的心理契约[54]。布坎南(Buchanan)认为,组织承诺从性质上来说是多维的,它包括员工对组织的忠诚度,愿意为组织承担风险的程度,对组织价值观和目标的契合程度,以及希望继续留在组织中的意愿[55]。国外有研究表明:员工的工作满意度与员工对组织的承诺呈正相关关系,组织承诺与员工的离职意愿呈负相关[56]。

韶红[57]等对深圳市某医院的医务人员进行调查,以了解工作满意度、组织承诺状况以及离职意愿三者之间的关系。研究表明,职业、学历因素对医务人员的组织承诺有显著的影响,受教育程度与组织承诺呈负相关,离职意愿与满意度及组织承诺呈负相关,薪酬期望水平与满意度呈显著的正相关。提示在工作中管理者应适当提高医务人员薪酬,鼓励下属,创造良好的人际关系,有利于提高员工的满意度和组织承诺。

顾国煜[58]在对组织承诺理论分析的基础上,提出了组织承诺在医院管理中的应用策略:年龄和组织承诺呈正相关,要注重年轻员工组织承诺的培养;角色冲突是影响员工是否离职的重要因素,应采取措施创造良好的医患环境;引导员工个人价值与医院价值保持统一;关心员工的精神需求和物质需要;提供员工培训、晋升的机会,实现其自我价值;建立医院和员工的信任、依存关系。

(二)冰山理论

"冰山理论"是1973年由美国著名心理学家戴维·麦克利兰(David Mcclelland)提出的,它是关于人的素质的著名理论。所谓冰山理论,就是把员工的个体素质划分为表面的冰山"水上部分"和深藏的冰山"水下部分"。其中,"水上部分"包括基本知识、基本技能等,是外在表现,是比较容易改变和发展的部分;而"水下部分"则包括社会角色、价值观、自我认知、品质、动机等情感智力部分,是人内在的,它们很难因外界的影响而发生改变,但却是冰山理论的核心内容[59]。

俞继奋[60]在基于冰山理论的医院人力资源管理提升策略分析中指出,医院要重视医务人员的职业素质培训;与医务人员建立良好的合作伙伴关系;出台相关的奖励措施,留住人才;对员工进行充分授权,赋予责任和义务,激发其成就感和荣誉感。

吴晓雯[61]等基于冰山理论提出了人力资源管理改进策略,包括:医院在录用员工时,要侧重选拔有良好工作态度和工作道德的人,提高其胜任力;要重视员工隐性素质,如意识、态度、道德的培训,提高员工发展潜力;为员工创造更大决策力、更多责任、更少管制的环境,提供合适的报酬,建立合作伙伴关系。

冰山理论提示我们,在医院人力资源管理中,医院管理者不仅要关注员工表现出来的10%的显性素质,更要关注员工90%的隐性素质,因为,这部分素质的挖掘和培养关系到医院的长远发展。通过满足员工的隐性需求有利于增进管理者与员工之间的情感交流,有利于增强员工对医院的信任度和忠诚度。

(三)心理契约理论

20世纪60年代,心理契约被引入管理领域[62]。阿吉里斯(Argyris)提出了心理契约的概念,他强调在组织和员工的相互关系中,除了正式雇佣契约规定的内容以外,还存在着隐含的非正式的相互期望和理解[63]。

医院的心理契约是员工与医院对彼此的心理期望与承诺。具体包括:一是员工对医院的期望,包括理解、赏识和关怀,绩效和福利,职业培训和规划,晋升和发展机会,长期工作保障,工作自主性,工作有价值和意义,社会地位有提高等;二是医院对员工的期望,包括忠诚敬业,关心医院的发展,维护医院的声誉,有团队精神,有协作意识,有责任感,有务实态度,有创新能力,有效提高业绩[64]。

周颖华[65]等认为心理契约在应用于医院管理时,订立要合理,且建立在双方相互信任、相互监督的基础上;持续的沟通,对心理契约的内容进行适时的调整以适应环境的变化;关注员工和谐人际关系的心理需要,承担相关责任;要树立"以人为本"的观念。

吴文学[66]等提出了心理契约在医院管理内实现的措施,要关注员工的职业发展前景,提供员工晋升、学习的机会;建立合理的绩效考评制度,对员工进行物质和精神的奖励;对员工进行民主、柔性化管理;领导发挥人格魅力,增进与员工之间的和谐关系。

传统的医院管理中,管理者倾向于通过权利和制度对员工进行管制和约束,重视正式的合同契约对员工的作用,但忽视了管理的人性化。如果将心理契约理论引用到医院管理的实践中,体现组织和员工双方的心理需求,有利于组织和个人目标的共同实现,实现共同发展。

（四）激励理论

管理学研究表明,科学的激励措施不仅能开发员工的潜能,促进员工充分发挥其潜在的才能和智慧,还能长久地留住优秀人才。美国哈佛大学的詹姆士（James）教授在对员工激励的研究中也发现,按时计酬的分配制度仅能让员工发挥20%～30%的能力,如果受到充分激励的话,员工的能力可以发挥出80%～90%,两种情况之间60%的差距就是有效激励的结果[67]。因此,如何科学地激励员工对管理者来说意义重大。20世纪50年代是激励理论发展的黄金时代,内容型激励理论、过程型激励理论、行为修正型激励理论相继出现。

内容型激励理论重点研究激发动机的诱因。亚伯拉罕·马斯洛（Abraham Maslow）把人的基本需要概括为生理需要、安全需要、社交需要、尊重需要、自我实现需要五个层次,称为"需要层次论",通过满足员工高层次的需要,能调动更大的积极性;弗雷德里克·赫茨伯格（Frederick Herzberg）发现了影响工人积极性的两类因素,建立"双因素理论"。激励因素包括成就、赏识和成长机会。相对于工作条件、人际关系这些保健因素来讲,唯有重视激励因素,才能激发员工取得更好的工作成绩。

过程型激励理论重点研究从动机的产生到采取行动的心理过程。维克托·弗鲁姆（Victor Vroom）认为,激励的大小取决于效价和期望值两个因素,提出"期望理论",员工通过努力产生绩效,就能得到组织的奖励,随之受到激励;亚当斯发现,员工会通过纵向和横向的比较来判断报酬的公平性,因而提出"公平理论",只有感到公平时,才能对其起到激励作用。

修正型激励理论重点研究激励的目的（即改造、修正行为）。伯尔赫斯·弗雷德里克·斯金纳（Burrhus Frederic Skinner）发现,通过奖励或惩罚某些行为会对员工的行为起到加强或削弱的目的,使员工的行为与组织期望保持一致。

激励理论是绩效评价的重要依据,它解释了哪些因素对员工有激励作用,说明了什么样的绩效评价机制才能够促进员工积极性的提高。影响工作积极性的主要因素有工作性质、领导行为、个人发展、人际关系、报酬福利和工作环境等。因此,要根据这些影响因素建立合理的绩效评价指标体系,并把绩效评价的结果与利益、薪酬挂钩。通过绩效评价指标的建立引导员工产生符合组织目标需要的行为,激发员工的积极性,为实现组织目标而努力。

二、人力资源绩效评价常用工具

人力资源管理理论对员工的激励有重要影响，它提示医院管理者不仅要关注员工物质的需求，同时要满足员工精神的需求，这反映的是员工的隐性需求，不易被察觉，取决于医院与员工之间的心理契约的相互认同。

人力资源管理理论对绩效考评也有重要影响，合理的绩效考评制度可以起到激励员工的作用，而不合理的绩效考评制度则会挫伤员工的积极性，如果员工的努力得不到组织的认可，就会造成员工的挫败感，造成员工与组织的心理契约的违背。因此，我们要在人力资源管理理论的指导下建立合适的绩效考评体系。

（一）360 度考核法

"360 度考核法"，又称为"全方位考核法"，最早由英特尔公司提出并加以实施运用。该方法是指通过员工自己、上司、同事、下属、顾客等不同主体来了解其工作绩效[68]。

360 度考核法的优点包括：取得的信息较全面，涉及不同层次的人群；结果趋于客观；操作方式较简单。但同时也存在缺陷，如：定性成分高；定量成分少；易出现"老好人"结果，受主观因素影响较大；参与面广，工作量大。

（二）平衡计分卡法

平衡计分卡是 1992 年由美国哈佛大学商学院和复兴全球战略集团合作提出的战略管理方法[69]。它超越了传统的仅从财务角度来衡量企业绩效的测评方法，从财务、客户、内部运营和学习四个维度全面地考察企业[70]。

平衡计分卡是绩效管理的重要工具。它通过一套具有因果关系的指标体系将组织的战略转化为日常行动[71]。力求在短期和长期目标之间、财务和非财务的量度之间、落后和领先的指针之间以及外界和内部绩效之间达到平衡的状态。各层指标之间既相互依存又相互作用，关键的是使它们与医院的战略保持高度的一致。

平衡计分卡的优点包括：考核全面，分四个维度全面考查绩效；指标平衡；有利于培育组织价值观念；可操作性、适用性强；结果客观。平衡计分卡的缺点包括：对信息化程度要求较高；工作量相对较大。

邢明[72]等总结了平衡计分卡对我国医院管理的意义：平衡计分卡可以连接平行部门，实现横向沟通；它可使绩效考核指标兼顾社会公益性；平衡计分卡是目标管理的深化，体现战略目标。

翟树悦[73]等根据国外9所医疗机构应用平衡计分卡调查结果及美国大学进行的调查，表明了平衡计分卡是医疗机构在激烈的医疗市场竞争环境中有价值的管理工具。

（三）KPI 考核法

关键绩效指标（Key Performance Indication，KPI）源自英国建筑项目的绩效评价，指通过对组织内部流程的输入端（投入）和输出端（产出）的关键参数进行设置、取样、计算及分析，用以衡量流程绩效的一种目标式量化管理工具[74]。

KPI 考核法有以下特点：考核关键业绩。KPI 就是在战略目标实现的因子中抓住 20% 的关键要素；侧重有效工作行为，抓住了 20% 的关键行为，对之进行分析和衡量，就能把握绩效评价的重心；指标具有共性；指标清晰、可量化；指标是组织战略目标的分解。

KPI 考核法有以下优点：目标明确；把握关键；结果客观、具可比性；可操作性强。KPI 考核法有以下缺点：指标确定相对较难；指标确定后缺乏弹性。

陆敏[75]对益人医院部门和科室运用 KPI 绩效考评结果进行了分析和总结发现，KPI 法的优势在于强调组织战略的成功必须有一套与战略实施紧密匹配的关键绩效指标来保证，但缺陷在于各指标之间缺乏系统的联系，对组织的发展缺乏一种系统的、整体的思考，各目标重要性很难区分，容易造成目标难以实现。

三、人力资源绩效评价方法的选择与应用

从以上绩效考核常用方法比较可以看出，平衡计分卡是相对较优的绩效考核方法。平衡计分卡弥补了 KPI 在指标选择和权重配比方面的随意性，既跟踪财务业绩，又监督员工能力的建设和成长，驱动每个人的工作重点不会偏离组织的战略

方向,与组织目标保持战略一致。相对于360度考核法而言,兼顾定性,突出定量指标,考查结果客观,反映实际情况。

非营利性医院以追求社会公益性为目标,不过分追求经济指标的考核,这与平衡计分卡维度的设计不谋而和。平衡计分卡的提出者也认为平衡计分卡虽然最初是为企业运用设计的,但用在改善政府及非营利性机构的管理上效果会更好[76]。目前在《幸福》杂志评出的1 000家优秀企业中,有超过80%的正在使用平衡计分卡。

医院在社会经济不断发展和人民群众健康水平要求不断提高的情况下,面临着有利的形势和机遇,同时又面临着压力和挑战。为了提升医院在国内乃至国际医疗领域的地位,医院应用绩效管理相关理论,进行管理体制创新,运用平衡计分卡对医院核心人力资源进行绩效评价。

根据某医院的实际情况,开发适宜该医院愿景与战略发展的绩效目标及衡量指标。根据平衡计分卡原理设计该医院平衡计分卡指标体系及权重,包括四个维度,第一,财务维度(权重30%),参考指标包括收支结余率、病人费用控制率、药品比例、人均业务收入、床均业务收入等;第二,病人维度(权重25%),参考指标包括门诊量、出院人数、手术量、病人满意度等;第三,内部流程维度(权重25%),参考指标包括病床使用率、平均住院日、床位周转次数、诊断符合率、甲级病案率、医疗事故率、医疗质量综合评估(含护理管理、病区管理、感染管理等);第四,学习与成长维度(权重20%),参考指标包括科研项目数、科研经费额、论文完成率、人才培养、研究生管理、教学课时及质量、员工满意度等。指标的考核包括定性和定量两个部分。定性指标评价的主要内容包括三个方面:第一,职业素养(权重40%),参考指标包括医德医风、服务态度、考勤纪律;第二,社会责任感(权重30%),参考指标包括医疗差错、合理用药、责任感;第三,能力发展(权重30%),参考指标包括学术地位、创新能力、团队协作,主要通过发放调查表和查阅有关材料来进行评价。定量指标评价着重对工作效率、能力发展和成本效益三个方面进行量化评价,其中,工作效率(权重50%),包括门诊量、出院人数、手术量、医疗质量;能力发展(权重20%),包括科研课题、论文、教学;成本效益(权重30%),包括药费比例、病人费用水平、收支结余。评价的结果与奖励措施直接挂钩,除了经济奖励,还通过表彰大会及设立"突出贡献奖""新名医""创新能手"等荣誉称号等方式给予精神上的奖励。

平衡记分卡的考核方式弥补了传统人事考核的缺陷,使医院对核心人力资源的考核有了明确和可比的量化指标,考核更为科学化;有效地避免了医院的核算与分配单纯与经济指标挂钩的问题;建立起重技术、重实效、重业绩、按工作业绩取酬的管理机制;有利于促进公立医院全面发展,实现其公益性,提高医务人员的工作积极性。该医院运用平衡记分卡制定了符合实际的绩效考评标准,建立起了可行的激励机制,取得了显著成效。

通过考核,医院建立起了有责任、有激励、有约束、有竞争、有活力的运行机制,各项工作走向规范化。建立起了正确的导向机制,使医务人员树立起正确的分配观念,调动了医务人员的积极性。促进了医院内涵建设,使得医德医风、医疗业务和医院经济取得了长足进步。医院收入不断增长,规模不断扩大。

因此,在未来的医疗服务体系人力资源管理中,可以进一步引入平衡计分卡方法,以弥补360度与KPI考核法的缺陷和不足。当然,平衡计分卡也应该在总结其他方法的基础上继续改进,要结合医疗服务体系资源整合的实际情况订立指标体系,使之更适合医院的自身需要和发展。

第四章　医疗服务体系的分类梳理与总结

一、医疗服务体系的特性

医疗服务体系的共同特征即分工与协作。因此,现把它的特点总结如下:

（一）目的性

组建新型医疗服务体系是为了满足不同层次人群对医疗卫生服务的需求,达到防病、治病、促进人类健康、保护和发展生产的目的。在社会主义市场经济条件下,构建新型医疗服务体系是为了更好地适应和满足人们的医疗服务需求并促进病人合理流动、控制医药费用、引导区域卫生资源的合理配置,对节约国家资源有十分重要的意义。

（二）层次性

由于病人的年龄、性别、职业、体质、居住地域、生活方式、经济条件等不同,人们的医疗服务需求千差万别,因而就需要具有各种不同功能的医疗机构来提供服务。新型医疗服务体系中的区域医疗中心,主要承担诊治疑难重症、涉外医疗、临床教学与科研,开发、推广新技术、新成果,建设重点学科和培养人才以及承担社区卫生服务机构及农村基层医院的转诊、会诊任务,形成区域医、教、研技术指导中心,向区域内居民及区域外患者提供较高水平的医疗服务。社区卫生服务网络主要承担常见病、多发病的诊疗工作和上级医院转诊的术后、慢性病恢复期病人的康复任务以及承担管辖社区内的预防、保健、健康教育服务等工作。

（三）协同性

为了更好地满足人们对卫生服务的需求,各个层次上的医疗服务子系统在完成其任务的过程中必须相互支持、功能互补,形成一个有机的协调整体,才能实现新型医疗服务体系的综合功能和整体效应,满足人民身体健康的需要。

二、急救医疗服务体系

急救医疗服务体系是指紧急情况下在合适的地域内提供人员、器械、设备以保证协同有效的健康服务体系。其主要任务是对创伤病人和急症病人的院前救治,以及将对病人的现场处理和转运途中治疗情况提供给医院工作人员。1973 年美国国会通过了《急救医疗服务体系 EMSS 法案》,1976 年完成了立法程序形成了全国急救医疗网,之后又相继建立了院前急救、现场和途中救护以及重症 ICU、CCU 监护体系[77]。

法国于 1936 年就建立了急救医疗系统(Service Aido Medicale Urgent,SAMU),是一种以医师为主的全国性服务,并且派出专科医师进行现场急救服务[78]。全国大部分地区开设免费急救热线,由 SAMU 中心接听,并统一指挥、组织各 SAMU 或私人急诊值班医生和私人救护站实施院前救护。另外,日本、意大利、加拿大等发达国家的急救医疗体系也相当健全和发达[79-80]。全球性的急救医疗服务网络已经形成,并发挥了重要的作用。

2002 年 9 月我国颁布了《医疗事故处理条例》,这一条例的制定,有力地促进了我国急救医疗服务体系的发展[81]。我国目前各地的急救模式不同,但具有代表性的有 5 种[82]。北京模式:北京市建立急救中心,下设急救站,派 120 救护车将病人送到医院或接回急救中心;上海模式:院前急救医疗服务统一指挥,根据所在地区医院的急救半径,派救护车送往较近的医院进行抢救;重庆模式:急救中心与医院合二为一,直接承担院前急救任务;与消防队结合的模式;广州模式:由急救指挥中心根据医院所在位置直接派救护车进行现场急救。经过 20 多年的发展,目前全国各大中城市都建立了急救医疗中心,小城市和县镇已基本建立了急救医疗站,全国县以上的综合医院和部分专科医院都设置了急诊科并建立了 ICU、CCU 重症监护病房,形成了中心站(所)科(室)相结合的急救医疗网络。

三、中医医疗服务体系

中医医疗服务体系融合在我国医疗服务体系之中,拥有大量特殊的医疗卫生资源并提供大量医疗卫生服务。中医医疗服务体系是由中医医疗机构和其他医疗机构的中医药卫生资源共同组成,在提供中医医疗服务过程中所形成的相互关联的一个系统。在城市,综合性中医医院、中医专科医院、综合医院中医科、社区卫生服务机构及中医门诊部和中医诊所构成了城市中医药服务网络;在农村,县级中医医院、乡镇卫生院中医科和村卫生室构成了农村中医药服务网络。

中医与西医共同肩负着保障人民生命健康的重任,共同发展与完善,是我国医疗卫生体制的显著特点。《国务院关于扶持和促进中医药事业发展的若干意见》明确提出"加强中医医疗服务体系建设",并提出了若干符合当前实际的建设性意见,体现了国家发展和完善中医医疗服务体系的战略构想,作为中医药事业发展重点建设内容的中医医疗服务体系也会随之得以健全、发展和完善[83]。

《中共中央　国务院关于深化医药卫生体制改革的意见》进一步明确了我国医疗服务体系的发展方向和建设原则,通过一系列的布局调整和功能差异化策略,使各类机构形成上下衔接、功能互补的医疗服务网络,以期最大程度地缓解医疗服务供需的结构性失衡,最大限度地发挥医疗资源使用效率,实现真正意义上的卫生服务公平,增进卫生系统绩效,提高社会福祉[84]。

四、老年人社区医疗服务体系

社区医疗是社区卫生服务的一个子系统,社区卫生服务的整体发展水平,一定程度上制约着社区医疗服务的能力。我国现有的医疗保障制度和医疗服务提供体系不能适应人口老龄化的需求,老年人的医疗保健资源占有率低,配置不平衡[85];

从上到下,对社区医疗服务的重要性认识普遍不足;全科医生及专业护理人员匮乏,队伍稳定性差[86];社区卫生服务资源短缺,服务能力低下,"首诊制"难以落实[87]。

经济比较发达的国家,基本上有系统而完善的老年人医疗保障服务体系,可以充分满足不同层次老人的医疗服务需求。一般医院都设有专门的老年病科,老年人的医疗保健主要由家庭医生和护士负责,他们会在必要时与合同医院联系,为需要的老人提供治疗和特护措施。在老龄化程度较高的欧美国家,十分重视老年人常见病、多发病和慢性病的预防和康复,把初级卫生保健作为老年人医疗保障服务的重点[88-89]。通常有各种各样的疗养院和规范的家庭病床式服务,逐步使老年人的医疗保健由医院过渡到家庭或社区的初级医疗保障,可以让体弱多病的老人、慢性病老人、失能老人获得全面的医疗保障服务。这些国家的实践经验表明,初级卫生服务不论是在卫生资源的利用效率上还是在老年人医疗服务的效果上,均取得了良好的效果。"社会福利社会化"是我国社会福利改革的基本趋势,强调资金来源与服务内容的多样化,利用来自地方政府和社区的力量发展福利服务,建立一个多层次、多支柱的服务体系来提高老年人的生活质量是非常必要的。

五、儿童医疗服务体系

自新中国成立以来,由于党和政府对儿童疾病与健康的关注,儿科医学事业取得了很大的进展,初步形成了儿童专科医院、综合医院儿科、妇幼保健机构和基层医疗卫生服务机构等多层面的儿童医疗服务体系[90],儿童发病率和死亡率总体上得到有效控制,医疗服务能力和水平明显提升,儿童健康得到有效保障。"十一五"时期,婴儿死亡率从2005年的19.0‰下降到2009年的13.8‰,5岁以下儿童死亡率从2005年的22.5‰下降到2009年的17.2‰,传染性疾病发病率和死亡率明显下降,预防接种率进一步提高,婴幼儿及少年青春期的健康生长发育水平逐年上升,特殊需要儿童、残疾儿童的保障体系进一步完善。然而,儿童医疗服务体系的发展仍存在一些问题和挑战,还需通过新一轮的医疗改革逐步完善,加以解决。

随着人们生活水平的提高、生存环境的改变、医疗技术的介入,儿童疾病谱每隔20年左右会发生较为明显的变化[91]。近年来,由于卫生管理和计划免疫的改进,小儿急性传染病和肠胃病的发病比例明显减少,而呼吸道感染、先天畸形、心脏病、血液病、恶性肿瘤、急性中毒、意外事故却跃居前列。

深化医药卫生体制改革,重中之重是要保证公立医院的公益性[92]。讨论儿童医疗服务,首先需破解儿童"看病难、住院难"的问题,推进公立医院服务体系的完善和发展。就儿童医疗服务体系而言,应规范推进分层分级就医理念[93],第一层是社区和农村医疗卫生服务中心、卫生站、社区(村)卫生室、乡镇医院,负责初级医疗卫生服务,以门诊为主;第二层是区域性的综合性医院,以住院和手术为主;第三层才是提供高端服务和特殊服务的综合型儿童专科医院。

六、城市医疗服务体系架构

计划经济时期,我国城市医疗服务体系建设成效非常突出。通过努力,城市里逐步建立了比较完整的医疗服务体系,形成了由政府、大的行业组织和企事业单位直接开办医疗机构的医疗服务网络。城市三级医疗网的具体构成为:一级医疗机构由街道医院、诊所、门诊部、企业医疗机构组成;二级医疗机构由区级医院和相同规模的企业医疗机构组成;三级医疗机构由所在市的省、市综合医院、教学医院和专科医院组成[94]。

随着改革开放不断深入,到城市务工的外来人口急剧膨胀,医疗服务需求迅速增加。在计划经济体制形成的低效、层次单一的城市医疗服务体系,供给能力十分有限,难以适应新形势的变化。随着市场经济的日渐渗透,城市医疗服务市场的参与元素丰富起来,为医疗服务体系的改革提供了契机。从人均卫生费用来看,我国和国际上发达国家相比还有很大差距,提示着我国医疗服务还有巨大的容量。

我国城市医疗服务体系一直都在改革中不断前进,基本上已经按照"非营利医疗机构为主体、营利性医疗机构为补充,公立医疗机构为主导、非公立医疗机构共同发展"的原则办医,然而城市医疗机构布局、结构尚欠合理,医院与其他医疗机构之间的分工不具体等,导致现在医疗服务体系没有发挥出应有的作用。

对于比较大型的公立二、三级医院,应该明确其职责范围,属于基础医疗服务的,应该合理引导患者分流到社区卫生服务中心,改变以前大病小病通管的被动局面,逐步减少一般常见病的门诊服务,集中力量诊治大病和疑难病症,开展临床科研,进行人才培养,提供技术指导,通过医疗资源整合,实现优势互补和资源共享,构建新型的基本医疗服务体系。

七、农村医疗服务体系架构

20 世纪 70 年代已基本建立起了能够覆盖整个农村地区的县、乡、村三级医疗预防保健网络,即县级有县医院、防疫站和妇幼保健院;乡级有乡镇卫生院;村级有村卫生室,农村合作医疗覆盖率达到 90% 以上。这一体系基本满足了计划经济条件下农村医疗服务的需要。随着社会经济的发展,农村居民的卫生服务需求也不断提升,未来农村社区医疗卫生服务发展方向是以健康为中心、家庭为单位、社区为范围、需求为导向,为农村居民提供预防、医疗、保健、康复、健康教育为一体的有效、经济、方便、综合、连续的基层卫生服务。全面开展好预防、保健、康复、健康教育等工作,更好地为农村居民的健康服务[95]。

使广大农村居民"有适宜的地方看病和看得起病"是构建农村医疗卫生服务体系的核心目标,应着力解决好有效供给与有效需求不足的问题。

第五章　医疗服务体系资源整合的现状研究

一、国内医疗服务体系的沿革与资源整合实践

（一）城市的医疗服务体系的沿革

计划经济时期，面临卫生事业落后的现状，国家决心大力发展医疗事业，通过不断努力，取得了显著的成效，城市医疗服务体系基本建立，形成三级医疗服务网络。但这个时期的医疗服务体系层次结构相对单一，基本都是公立医疗机构。

改革开放后，该体系已无法适应和满足新形势的需要。市场经济的逐渐发展，为城市医疗服务体系的变革提供了良机。1989年，卫生主管部门一系列政策的出台和实施，打破了公立医院"一统天下"的局面，建立了以"公有制为主体且多种所有制并存发展"的新格局。公立医院开始放开搞活，追求经济效益，民营医院也开始出现并逐步发展，医疗机构之间出现竞争现象，但完整、合理的医疗服务体系尚未建立。

2006年，针对基层能力不足、公立医院公益性减弱等现象，国家出台了一系列政策来推动社区医疗机构的发展，社区医疗服务网络开始建设。社区担负常见病、多发病等基本医疗服务工作，政府鼓励一级医疗机构、部分二级医疗机构以及社会办性质的医疗机构转为社区医疗服务中心，以实现与二级及三级医院功能定位的衔接；二级医疗机构是一个枢纽，既负责将病人向社区转诊，又负责接收三级医疗

机构回转病人；三级医院负责诊治疑难杂症，病人病情稳定后，则需转诊至下级医疗机构或社区进行康复治疗。

2009年，国务院"关于深化医药卫生体制改革的意见"[96]明确指出：需要"加快建设以社区卫生服务中心为主体的城市社区卫生服务网络，完善以社区卫生服务为基础的新型城市医疗卫生服务体系"。需要"建立城市医院与社区卫生服务机构的分工协作机制"。这表明，伴随着城市两级医疗服务体系的建立，如何促进两级医疗卫生体系资源整合能力的提高是目前政策的焦点问题。《2011年中国医药卫生体制改革报告》提出，经过若干年的辛勤努力，覆盖城乡的医药卫生服务体系基本形成，我国医疗卫生事业取得了显著成效[97]。

（二）城市医疗服务体系资源整合方面的实践

自2009年《中共中央国务院关于深化医药卫生体制改革的意见》以及原卫生部等五部委联合发布《关于公立医院改革试点的指导意见》之后，我国的医疗服务体系的纵向整合迎来了一个发展高峰。上海交通大学医学院附属瑞金医院院长朱正纲指出：目前，我国"医联体"的运作模式较多，但主要归结为紧密的联合和松散的联合两种。

1.城市医疗服务体系资源整合实践模式分类

（1）横向型和纵向型

集团内部成员不同层级关系会影响公立医疗集团协同能力。根据集团内部成员医疗机构的等级，可分为横向型医疗集团和纵向型医疗集团[98]。横向型的医疗集团主要指规模相似、功能类同的医院与医院的联合，其目的主要是扩张市场、实现资源的互补与共享、提高资源利用效率、达到规模经济等。纵向型的医疗集团指规模不太相似、功能也各异的医疗机构，按照自身不同的分工和功能进行的合作与联结，在这样的医疗集团中，可能包括大型科研型、教学型医院，也有社区服务机构或者乡镇卫生院，其目的是资源互补或共享、提升基层医疗机构的服务水平、建立分级医疗等。

（2）紧密型、半紧密型和松散型

联合紧密程度不同会影响公立医疗集团的协同能力。根据集团内部成员的联合关系，医疗集团可以有三种组建形式：一是以所有权为基础的资产整合模式，主要是通过收购、合并医疗机构等方式,实行各成员机构人力、财力、物力高度统一的典型集团化管理,成立紧密型医疗集团;二是以整体托管为基础的资源整合模式,主要是通过签订长期托管协议,以技术、管理、服务为纽带,由实力较雄厚的医院托管实力较薄弱的医院或由医院托管基层卫生服务机构,成立半紧密型医疗集团;三是以合作协议为基础的技术合作模式,主要是以城市实力较雄厚的公立医院帮扶实力较薄弱的公立医院或城乡基层医疗机构,成立松散型医疗集团[99]。

2.城市医疗服务体系资源整合的代表做法

20世纪80年代,医疗资源整合现象逐渐浮现[100],我国的一些医疗服务机构出于争抢市场份额和获取规模效益等目的对区域内的一些三级医院、二级医院,甚至是社区服务中心采取了兼并、托管以及集团化等模式进行合并[101-103]。

(1)契约式联合体

将以技术为纽带的联合扩展到医院之间,通过协议建立联盟,形成水平整合和垂直混合的整合形式,即契约式联合体模式。目前,此做法在我国各地广泛开展并产生了良好效果。

北京大学第三医院(简称北医三院)医联体是其所在行政区内最大的医疗服务体系协同组织[104]。该联合体由25家医院组成,就其功能范围来说,其中有综合性的医院也有专科医院,而就其性质来说,既有公办性质的也有民办性质的医院。就像任何组织都有统领和带头人一样,北医三院作为牵头医院的功能是为急危重病患提供救治服务,此外还需对其他组成医院进行优秀经验的传授等引导性的帮助。该组织具体提供以下四种服务,第一是为基层的医务人员提供培训及患者健康教育宣讲;第二针对病情反复病人建立信息档案,便于对其病症进行追踪;第三是为所属街道的弱势群体提供免费的上门诊疗服务;第四超出医院诊疗能力范围的病患可毫无障碍地送往组织内拥有更高医疗水平的医院进行治疗。就其组织内医院通过何种方式提供指导来说,主要是通过线上和线下两种方法推进。此外,该组织还与现在国家所推行的定点于每户的医疗工作人员进行联结,据统计有97位属于该组织内的医生同时也是定点服务于每户的医生。利用线上和线下相结合的方法,该组织内的医生可以利用网络和电脑与定点于每户的医生就一些难解的医疗问题进行探讨,共同商议出最佳的解决方案,提供技术和资源支撑。最后还需指出的是,该组织还针对医生隶属于不同的医院这一现状,构建了跨越不同医院障碍的统一的管理体系,在该体系内的医生,组织都会采取一定的监督和打卡机制,从而保证组织的高效运转,更好地为病患提供服务。

(2)医院托管

医院托管模式是指政府对被托管的医疗卫生机构投入房屋、设备等硬件设施后,交由更高级别的医疗卫生机构负责人力、日常运营管理等,是一种政府购买服务的行为。被托管对象包括:下级医院和基层医疗卫生机构,通常在财务上独立,仍为独立法人,运行机制、性质与功能不变,承担托管责任的医院主要在管理和资源整合上加强统筹协调。

武汉市建设了 116 个社区卫生服务中心、386 个卫生服务站,达到社区卫生服务网络全覆盖。随着社区卫生服务各项政策落实、政府投入加大,社区卫生服务机构的基础设施和条件得到了极大改善。但由于大部分社区卫生服务中心由原街道卫生院转型,医务人员年龄偏大,职称、学历偏低,长期处于基层,管理能力和技术水平不高,导致其服务水平不能满足居民基本医疗卫生服务需求,影响了居民利用社区卫生服务,制约了社区卫生发展。为提高社区卫生服务水平,2007 年 8 月,湖北省中山医院开始托管硚口区荣华崇仁社区卫生服务中心,武汉市在全国首创大医院托管社区卫生服务中心模式[105]。通过半年的实践,湖北省中山医院托管荣华崇仁社区卫生服务中心工作取得了显著成效。武汉市在总结试点经验的基础上,在全市部署了大医院托管社区卫生服务中心工作。

大医院托管社区卫生服务中心是在坚持政府主导和社区卫生服务公益性原则的前提下,大医院派人担任社区卫生服务中心法人代表或主要负责人,实施"两统一、六不变",即:托管后中心的行政、人事调配权和经营决策权交由大医院统一管理;托管后中心的体制不变、享受财政拨款和各项财税减免政策不变、非营利性医疗机构性质不变、公共卫生和基本医疗服务职能不变、职工隶属关系及性质不变。同时,托管后中心仍隶属辖区卫生行政部门领导,实行独立核算、自负盈亏的管理办法,并将财务核算纳入政府财政监督管理。

大医院托管社区卫生服务中心是提升社区卫生服务水平,优化城市卫生资源结构的最快捷、最简便、最现实、最经济的办法。托管能在短期内迅速提升社区卫生服务水平和居民对社区卫生服务的信任度,相对于自我发展、自我提高更快捷;相对于大医院直接举办更经济,资源效用更高;相对于对口帮扶社区卫生服务机构模式,两者的联系更为紧密,责任更明确,效果更明显。大医院与社区卫生服务中心建立起较为紧密的资源互补型合作关系,建立双向转诊机制,获得稳定的病源,提高了医院门诊量和病床周转率,在一定程度上提高了经济效益。大医院在社区内持续展示其技术实力和文化内涵,有助于医院树立品牌形象,获得间接的市场利益。同时,大医院在社区卫生服务平台上,培养锻炼了医院管理干部和医务人员。

(3)集团式联合体

集团式联合体模式是指通过建立管理委员会或理事会形成集团,统筹管理和配置集团内卫生资源,整合力度相对更强,例如上海市卢湾区医疗联合体。

2011年由上海市医改办、市卫生局等联合组办,瑞金医院领衔的"瑞金-卢湾区域医疗联合体"启动,标志着上海医改中公立医院改革向整合医疗资源迈进[106]。卢湾区建立的区域医疗联合体共有7家不同级别的医疗机构组成,包括1家三级医院为瑞金医院;2家二级医院是卢湾区中心医院、卢湾区东南医院;一级医院有4家,分别是五里桥街道社区卫生服务中心、打浦桥街道社区卫生服务中心、淮海中路街道社区卫生服务中心、瑞金二路街道社区卫生服务中心。

在治理上,成立理事会作为最高决策机构,主要负责联合体所属医疗机构的总体发展规划、资源统筹调配、重要人事任免、医保额度分配等重大事项的决策,并实行理事会领导下的总监负责制。"医联体"内各医疗机构的院长由联合体总监会相关部门共同提名,经理事会同意后按程序任命。

组织管理上,联合体以信息化为基础,医务人员柔性流动,开展检验检查结果共享互认、预约诊疗、双向转诊、继续教育等院际协同服务,推动资源共享,优化服务流程。统筹规划学科布局,强化学科间的优势互补与合作,探索组建统一的后勤服务平台和医疗设备、药品、耗材等医用物资采购平台,联合体内部探索构建统一、节约、高效的内部运行机制。

筹资支付方面,医保经办部门根据联合体提出的内部分配意见,将医保费用直接拨付至所属医疗机构。社区居民可以签约在"医联体"内就医,享受优先转诊通道等优惠政策,也依然可以持医保卡在全市各医院就医,但在"医联体"签约就医可以享受联合体建立的包含一、二、三级医院诊疗信息的健康档案,相对优先转诊通道,可在社区预约到瑞金医院的专家门诊,在社区卫生服务中心预约大型检验检查。

"联合体"内各医疗机构明确分工,密切合作,形成横向到边、纵向到底的服务网络,推进服务模式的转变与创新。为患者提供了便利的双向转诊服务,建立涵盖治疗、康复和护理功能连续、全程的服务链。

(4)院办院管

院办院管模式是指医院通过兼并、收购或者直接主办等方式取得基层医疗卫生机构的所有权和经营权,为基层机构人力、技术、设备、财力等资源的配置提供支持,实施一体化的统一管理。

深圳作为新兴城市,其社区健康服务中心(简称社康中心,即社区卫生服务中心)与其他城市的社区卫生服务中心有所区别,一是绝大部分社康中心均是新设置,规模小;二是在制度设计之初就强调健康管理服务模式。由于这两个特点,社康中心只有依赖医院才能获得可持续发展,确保基本医疗服务的质量,并让医务人员拥有与医院的医务人员同等的职业发展环境。基于此,深圳市在全市范围内实现了社康中心与医院"院办院管"模式的分工合作,对中心实行统一调配人员、供应药品和器械、制定工资福利标准等,选派管理人员担任中心主任,对中心的服务质量进行严格考核和监控,使提供的服务达到一体化和规范化。

深圳市有607个社康中心,均由医院作为法人机构举办,这些社康中心与一级医院、门诊部、诊所、医务室一起,构成深圳市"社区15分钟医疗服务圈"[107]。每个社康中心,医务人员平均10.23人,平均服务人口2.3万人,以灵活、快捷、方便的服务模式受到广大基层群众的欢迎。2010年,全市社康中心为1 409.6万服务对象提供基本医疗和公共卫生服务。全年诊疗人次2 810.97万,以10%的人力资源完成全市36%的门诊工作量,减轻了大医院就诊排长队问题;全市社康中心门诊人次费用49.47元,次均服务费用为49.57元,减轻了市民就医负担;居民对社区健康服务的综合满意度为83.5%。

实行院办院管,有利于充分发挥医院(特别是公立医院)的积极性,利用他们成熟的管理团队、管理制度和成规模的技术力量带动社康中心的建设;院办院管有利于举办医院对所办社康中心实行一体化、统一化的管理,成为利益共同体;资源配置上有利于医院服务向社区延伸、合理分流医院的医务人员队伍,而社康中心可以便利地使用医院所有资源,提高卫生资源的配置效率;在分工协作上,有利于医院与社康中心建立双向转诊关系,使医疗服务流程更加合理。通过合理分流医院门诊量,有利于促进医院集中精力抓好疑难复杂病例的诊疗,促进医教研协调发展。

实践经验证明,院办院管的社区健康服务管理体制,凸显了资源优势、管理优势、保障优势、转诊优势、服务优势、制度优势,促进了社区健康服务体系的良性运作。

(5)联合兼并式医疗集团

联合兼并式医疗集团与集团式联合体模式相比,在资产整合力度上更进一步,是基于所有权的实体整合,形成具有独立法人地位的医疗集团。目前国内代表性的做法如安徽省马鞍山市市立医疗集团。

2008年,马鞍山市在市委市政府下发的《关于深化全市卫生事业改革和发展的若干意见》的指导下,开始了以"官办分开、医域医疗资源整合"为核心的探索[108]。2008年6月7日,马鞍山市市立医疗集团正式成立,为市政府直属正处级事业单位。市人民医院、市妇幼保健院、市中医院、市传染病院和市昭明社区卫生服务站等5家公立医疗机构脱离卫生行政部门的隶属关系,建立起具有独立法人地位的医疗集团,接受市卫生局的监管。集团对成员医院人、财、物进行统一管理,通过去行政化改革,取消了医院领导行政级别,实行总院长负责制。随后集团通过托管、直管、承办三种不同的模式,整合基层医疗卫生机构,加强纵向领域的延伸。马鞍山市市立医疗集团是探索"管办分开",打破不同层级医疗机构与卫生行政部门的隶属关系,建立法人实体医疗集团的典型代表。

从整合纽带来看,该集团属于以资产纽带为主,非资产纽带并存的实体整合与非实体整合相结合的类型。从成员结构来看,属于3+2+1模式的"医联体"。

治理结构方面,集团采用的理事会模式。集团成立以后,积极推行法人治理结构,初步设计以集团董事为中心的双层监管独立行政事业法人。医疗集团设立董事会,行使部分资产的所有权和全部资产的使用权、经营管理权、处置权以及对集团运营中的重大问题、发展战略、经营层人事任免等事项的决策权。医疗集团下属医疗机构为经营层,实行董事会领导下的经营层管理。

马鞍山市考虑到不同层级医疗机构间相互合作可能存在的问题,颁布了完善医疗运作体系方面的政策文件,起到引领和指导作用。在该文件的基础上,对同一区域内不同性质医院之间的资源进行统一管理。

整个集团组织的管理体系是以董事会为领导,其他各医院负责人相互协调的方式保证运行。决策层对医院的资金和重大人事权都有着统领的权利,而其他非战略性的选择和决定问题则交由各医院的负责人自行决定,不予干预。

此外,2007年,北京市西城区组建了医疗服务共同体的试点,针对慢性病的管理进行了区域内的医疗卫生资源的整合,采取1家医院与2家社区卫生服务中心联合的模式,逐步在共同体内实现双向转诊,最终能达到点对多点的区域内医疗服务体系网络化服务的效果,实现各级医疗机构的功能互补,共同发展[109];2008年,在先前大医院"托管"社区卫生服务中心模式的基础上,武汉市积极探索社区卫生服务体系改革新模式,形成"1+N"的区域医疗协作体,将辖区内的二桥街等6家政府主办的社区卫生服务中心的人、财、物交由武汉市第五医院进行"直管"[110];

2009 年,辽宁省卫生厅颁布了《推进辽宁省医疗资源纵向整合的指导意见》,以此为指导在全省范围内开展医疗服务体系的纵向整合工作[111]。

(三)农村的医疗服务体系沿革

目前,我国农村的医疗服务体系网络是由居于龙头地位的县级医院以及起到兜底作用的乡镇卫生院、村卫生室构成。县级医院是县域内的医疗中心,承载着基本医疗与区域内急危重病人的救治工作,并负有接受乡镇卫生院人员培训和进修的职责;乡镇卫生院主要负责常见病及多发病的治疗及公共卫生服务工作,并能给予村卫生室一定的技术帮助;村卫生室负责一般疾病的诊治及村一级的公共卫生工作。

2011 年 2 月 28 日,国务院办公厅颁布的《2011 年公立医院改革试点工作安排》中提到:逐步推进县级医院综合改革。2009 年 4 月《中共中央国务院关于深化医药卫生体制改革的意见》中指出:大力发展农村医疗卫生服务体系。加快建立健全以县级医院为龙头、乡镇卫生院为骨干、村卫生室为基础的农村三级医疗卫生服务网络,并强调"强化区域卫生规划""组织编制区域卫生规划和医疗机构规划,明确医疗机构的数量、规模、布局和功能""对不符合规划要求的医疗机构要逐步进行整合"。在国家推行新一轮医药卫生体制改革的背景下,把县医院作为区域内的龙头,对县域内的医疗机构进行横向或纵向的联合,形成县乡一体化,可以较好地辐射县域内的乡镇卫生院等医疗机构,不断提升乡镇卫生院的服务能力,使之逐步能实现社区卫生服务中心的职能,逐步建立起农村医疗服务体系,实现县域内不同层级医疗机构之间的转诊,促进病人合理分流,小病进乡镇,大病进医院,康复回乡镇,具有很强的现实意义。

(四)农村的医疗服务体系资源整合方面的实践

辽宁省通过整合医疗资源和服务体系协同,有效地促进了农村三级医疗服务体系的发展。据辽宁省有关调查数据显示:在已经开展资源整合的县级医疗机构中,县级医院大概 80% 的医务人员到乡镇卫生院或者村卫生室的相应科室对其医务人员进行过技术指导,有效地推动了基层医疗机构服务能力的提升,同时县级医疗机构实力也不断增强,新农合县外转诊率降低[112]。

安徽省根据国家提出的"保基本、强基层、建机制"的医改原则,在中医药领域积极探索基层医疗机构资源有机整合,开展农村中医药县乡村一体化的改革试点,实现县中医院对乡镇卫生院中医科以及村卫生室中医药服务的统一管理,人员统一聘用,定期考核,合理流动。2010 年,安徽省卫生厅下发《关于农村中医药工作县乡村一体化管理的指导意见》,在南陵、泾县、怀远等 3 个县开展试点工作[113],以期建立结构合理、配置优化、运转高效的农村中医药医疗服务体系。

浙江省探索用整体的观念思考和解决县域内的卫生资源整合问题,开拓建立县域医院集团化改革的方式。2008 年,余姚市中医院牵头组建"余姚市杏林医疗联合体",实现了与乡镇卫生院和社区卫生服务中心的联合,实行"五联"和"五通"[114]。2009 年,余姚市为解决临床检验资源重复浪费严重的问题,成立"临检中心"整合了全市 30 多家公立医疗机构的检验项目(三大常规、急诊检验除外),以提高检验资源的利用效率。为实现县域内人民医院和中医院差异化发展的目标,2009 年,遂昌县对人民医院和中医院的学科进行了整合,人民医院的肝病科、肛肠科整合到中医院;中医院的血液透析、脑外科以及产科等科室整合到人民医院[115]。

推动基层医疗机构资源有机整合,2013 年,湖北省卫生厅下发《关于推进医疗联合体建设的指导意见(试行)》,黄陂区根据相关文件于 2013 年正式组建了黄陂区人民医院医疗联合体和黄陂区中医院医疗联合体,其中,前者涵盖该区 12 家基层医疗卫生机构,后者涵盖了 8 家基层医疗卫生机构[116]。区级医院通过向乡镇卫生院输送技术和人才,以提高其医疗服务质量和水平;通过双向转诊,实现危重病在区级医院,小病及慢病在乡镇卫生院,促使病人合理流动,医联体良性运转。

目前国内各地均进行了医疗服务体系资源纵向整合的实践,也取得了一定的效果。通过组建各种形式、规模的医疗集团积极探索和实践,使其内部成员成为利益共同体,在一定程度上缓解资源配置失衡问题,促进了资源的整合和流动。但通过分析仍可以发现目前资源纵向整合存在如下不足:①管理者不够重视。分析发现,有部分管理者对资源纵向整合态度消极被动,不够重视,这是由于他们仍对医疗服务体系资源纵向整合的重要性认识不足,对改革持观望态度。②配套制度保障不健全。目前我国尚未建立起资源整合的监督和考核机制,双向转诊制度不规范,"下转"实施困难,网络信息共享尚未实现,这与我国资源纵向整合起步较晚,地区之间经济发展极不平衡,不同层级医院发展差距大有关。③考核标准不够完善。目前我国医院评审工作并没有完全跟上医疗服务体系资源整合发展的步伐,考核标准存在一定欠缺,这是由于国情的限制,加之经验不足,不同层级的医院之间管理水平、业务水平、标准等都不同,难以协调一致,此外医疗集团内部权责不明等,很难制定出统一的标准以适用于各地复杂多变的情况,还需要长时间的探索。

二、国外医疗服务体系的沿革与资源整合实践

（一）各国医疗服务体系沿革

1.美国

美国的医疗机构可划分为政府办医院和非政府办医院两大类[117-118]。其中,前者涵盖了联邦政府医院、州及地方政府医院(例如退伍军人医院、印第安人医院、精神病医院及伤残医院等),后者又可按性质划分为非营利性和营利性两类[119-120]。一些教学医院、医学院校的附属医院、社区医院、教会医院等私立医院属于非营利性的非政府办医院;而一些综合医院是以营利为目的,则属于营利性的非政府办医院。数据显示,美国政府兴办的公立医院相对于医院总量仅占27%左右,而私立医院中有85%左右属于非营利性医疗机构。

美国的医疗服务体系以"市场主导"为典型特征[121]。其医疗服务体系可划分为两个级别:一级,以家庭医生为基本组成单位,主要负责病人的初级诊疗;二级,以各种形式的医院为组成单位,负担病人的基本诊疗和更高级的诊疗[122]。社区的居民如果得病,首先由其归属的家庭医生进行接诊,然后家庭医生来判断该病患是否需要转诊给专科医生。社区医疗在美国相当发达,这与其充分的重视是息息相关的。社区投资兴办的医院形式主要为中型或者小型的综合医院、专科医院,占到医院总数的80%左右,其主要为急性期患者或者外转患者提供短暂的住院治疗服务[123-124]。

2.英国

英国的医疗服务体系以"政府主导型"为主要特点[125]。英国于1948年就建立了"国家卫生服务体系"(National Health Service,NHS),其由初级(基本护理)、二级(地区级)、三级(中央级)医疗机构组成[126-127]。基本护理单元主要由全科医生和护士为病人提供基本医疗服务,该单元涵盖负责社会关怀和医疗保健的服务机构(占到国家卫生总预算的75%左右)[128];地区级医疗机构主要为病人提供专

科和综合服务,一般属于某个地区的医疗服务中心;而中央级的医疗机构主要负责疑难杂症的处置、紧急救援以及科学研究等工作[129]。英国确立了一整套严格的转诊流程和制度[130],居民需首先经由基本护理机构指定开业医生(全科医生)进行诊疗,如果超出全科医生诊疗能力范围,再由全科医生开具转诊单据转诊至上一级的医疗机构进行诊治(急诊除外)。

3.德国

德国的医疗服务体系以"政府市场复合型"为特征[131-132]。德国的医疗卫生服务体系有明确的分工和职责,分为四块:第一块,一般的咨询和门诊检查,由开业医生负责;第二块,各类住院治疗,由医院承担;第三块,经过医院治疗后期的康复,由康复机构来承担;第四块,老年人或者残障人士的护理,由护理类机构来承担[133]。德国实现了门诊和住院的分离,住院服务由医院进行提供[134-135]。在医疗服务的衔接和传递上,政府鼓励病患先到开业医生处进行诊断,如开业医生诊断确有必要转至医院进行手术住院,则进行相应的转诊,医院对病患治疗完毕后,则下转至康复机构进行恢复治疗,实现了病人的合理分流。

4.加拿大

加拿大的医疗服务主要包含三种类型的医疗机构[136-137]:大学医院和省级综合医院、地区医院、社区医院。加拿大的大学医院及省级综合医院设备配备先进,科室齐全,主要负责诊治各种危重疾病和疑难杂症,是承担医学生教学和临床实习工作的地点,一般附属于各医学院校的大学医疗和科研机构;地区医院临床科室和仪器装备较为齐备,主要负责各辖区内的医疗保健服务和疾病治疗,为地方一级医疗机构;社区医院一般设有100~150张病床,主要承担基层医疗服务的工作,向社区居民提供各种门诊治疗、预防保健、护理工作。加拿大的私人开业医生是卫生保健的守门人[138-139],负责向病人提供各种门诊服务,也可将危重病人转到挂钩的医院,由医院指定的医生负责病人的诊治工作。

5.新加坡

新加坡建立了公立和私立联合的双重卫生保健服务提供体系[140]。其中,前者由政府进行管理,而后者由开业医师及私人医院组成[141]。公立的医疗机构主要包括6家专科诊疗中心、国家公办医院以及16家综合诊所;而私立的医疗机构主要涵盖了1 900多家私人诊所、13家私立医院。公立医院主要负责提供住院医疗服务,而私人医生门诊部及公立医院联合门诊部则共同为居民提供初级卫生保健方面的服务(其中前者提供了80%的比例)。新加坡制定了规范、严格的病人逐级转诊制度[142],患者需到社区服务中心先行就诊,如若超出社区医生诊疗能力范围,则经由社区服务中心进行转诊,再去大医院进行救治(私人医生也拥有转诊权利)。这样保证了医疗资源集中于关键环节使用,避免资源浪费。

6.日本

日本的医疗卫生体系可以简单地划分为医疗系统和保健系统[143]。日本的医院分为国有和民营两类。300张病床以上的大中型医院基本都是由国家或地方政府举办;中等以下规模的医院和诊所以民营为主。公立医院的社会定性是非营利性公益性机构,所以,它们以"提高效率、服务透明、安定运行"为目标。2003年全国平均医院收入支出比为93.9%,比往年提高了5个百分点,这说明公立医院总体上是亏损的,亏损部分由国家和地方财政补贴。在日本,除了医疗内容以外的几乎所有关系到人的健康问题都属于保健的范畴,并且基本上都有立法作为支持。如营养改善法、母子保健法、老人保健法、预防接种法、健康促进对策、医疗法、药品法、自来水法、食品卫生法以及墓地、埋葬等相关法律。保健服务一般由保健所和市町村的保健中心提供。

日本于1948年颁布的《医疗法》中就已明确医疗的内容不仅仅包括临床疾病治疗,还应该包括预防保健与康复。虽然日本的医疗服务提供主体以私立医疗机构为主[144],但通过其完善的法律规范和政府放权行业监管,结合顶层政策的宏观调控,目前日本已形成了分工明确、协同性佳的医疗服务体系[145]。

7.巴西

20世纪60年代末,巴西的私人医疗服务应运而生。截至90年代,巴西建立了以"多层次、分工明确、协调配合""公、私医疗服务机构相结合"为特点的医疗服务体系。巴西医疗卫生服务体系由两大子系统构成,一是"统一医疗体系"。是联邦、州和地方政府主持举办的医疗卫生机构。主要包括公立医院、大学附属医院、社区卫生机构、初级卫生保健中心、制药厂、血库以及从事医疗研究的科研型机构等,其中公立医院是核心及支柱;二是补充医疗系统。包括自愿私立保险、预付制医疗保险和营利性或非盈利性私立医疗机构、诊所等在内的服务机构[146-148],以合同形式为公立系统提供补充。居民应遵循首先到社区卫生服务机构或者私人诊所等就医的原则,如果病情加剧或者恶化则由医生推荐至服务水平更高、设备更好的上级医院就诊。

8.俄罗斯

俄罗斯的机构结构是"以公立为主体,同时以私立医院为补充"的形式,与中国类似[149]。俄罗斯的医疗服务体系中公立医疗机构占据了主导地位[150-151],私立医疗机构总数较少。除国家控制部分重要的医疗保健设施外,政府采取鼓励个人或者企业兴办医院,期望构建公私并存的多元化医疗服务体系[152]。

俄罗斯医疗服务体系通过强化质量理念,撤并不合格的医疗机构,解决了"机构臃肿、人员闲置,服务质量下滑"等问题[153]。俄罗斯政府注重培养基层医生提供初级卫生保健的能力,逐步使其转变成为医疗服务的主要提供者,通过对初级卫生保健机构进行联合,建立起地方性的医疗组织,提升初级卫生保健机构的整体实力,并通过减少专家型医生,对大医院的数量进行削减等措施,达到了巩固和加强初级医疗服务体系,以较少的成本解决较多问题的目的。

综上所述,几乎所有的国家都经历了从比较单一的医疗服务或者特定人群的医疗卫生服务体系发展到较为复杂的多级别、多层次的医疗服务体系[154]。同时,通过分析各国成功的经验可以得出:医疗服务体系资源整合的实现与各个国家的政府层面的重视程度是密切相关的,同时还需要严格的制度保障(如双向转诊制度),以此规范医疗服务体系的健康发展。

(二)各国医疗服务体系资源整合方面的实践

20 世纪 70 年代,医疗资源的横向整合与纵向整合先后在欧美等发达国家出现,前者主要集中在 80 年代、90 年代,之后慢慢衰落;而后者逐渐在 90 年代一跃成为医疗服务体系整合的主流趋势,目前已相对稳定和成熟。前期的医疗机构的横向整合基于各种原因,有的想通过扩大规模实现成本降低[155-156],有的想借此提高自己的实力,但对于医疗机构之间的兼并能否实现规模效益,研究者则是众说纷纭,观点不一[157-158]。

1.美国

据有关数据显示,20 世纪 90 年代,美国的各种医疗服务体系、联盟或者网络覆盖了全美 2/3 的床位[159]。美国通过医疗保险计划将医院、医疗小组、其他的服务提供者以结盟的方式联系和整合在一起,形成整合型的医疗服务体系[160]。比如,美国成立的一些健康维护组织(Health Maintenance Organization,HMOs),人群健康管理体系(Population Health Management System,PHMS),患者医疗之家(Patient-Centered Medical Home,PCMH)以及最近诞生的责任保健组织(Accountable Care Organization,ACO),这些模式就是各级医疗机构整合的典型案例[161-162]。其整合的医疗机构涵盖了从社区到教学医院的各个层级的医疗服务机构。

在美国盛行的整合医疗服务网络(Integrated Delivery Networks,IDN)将不同层级的卫生保健机构或工作者联系起来,向特定的患者人群和社区居民提供协调、统一的医疗服务。这一联合网络将支付方和提供方统一在一起,在同一保险计划内,患者可以在联合网络中享有从首诊到康复的一体化服务。目前,网络下的美国凯撒医疗集团模式已初显成效。作为私营性质的IDN,集团由互相制约的保险基金会、基金会医院、医生团体3部分组成。保险基金会是医保管理机构,即支付方;医生团体由独立执业的全科医生、专科医生组成,与基金会医院和保险基金属于合同关系,向基金会医院转诊患者,形成医联体守门人。集团采取医疗保险和医疗服务统一管理的模式,参保方按照总额预付的方式缴纳费用成为集团会员,按费用缴纳等级享受不同的医疗保健服务。该集团重视疾病预防和对患者全程、系统的健康管理,降低了疾病发生和就医成本;同时实现了不同类型、层级医务人员之间的对接联系,实现了预防保健、门诊、住院、家庭康复之间的整合,保证了患者就医的连续性。其中,强大的信息共享系统是患者连续就医的重要保障,同时也为集团内部的服务质量管理、服务流程管理、绩效考核管理、科学决策管理提供了技术支持。美国成熟的医生培养制度和完善的全科、专科医生分工,为集团发展提供了人力保障。这和我国区域医联体强调资源协作、双向转诊的整合程度存在差异。美国医联体多采用集权式管理模式,集团总部统一管理财务、质量、医疗事务、后勤、信息系统、教育、综合事务等,医院通常只是作为医疗服务提供者,集团总部的成本预算按医院收入规模分配到下属医院。集团可以为医院提供所需资源、解决冲突、协调资源配置等。在信息化系统的基础上,美国的医联体模式不仅实现了不同层级医务人员的纵向一体化,而且实现了各类医疗部门之间的横向一体化。此外,美国面向普通民众的医院主体是非营利性质的民办医院,公立医院的比重在逐渐下降。

凯撒医疗集团是美国最大的健康维护组织,它为会员们提供了整合、协同的综合卫生保健服务,其中包括疾病预防、疾病诊疗和病后康复等连续性的医疗服务[163]。凯撒模式能够有效遏制医疗费用的高速增长,成为近些年美国医疗系统中服务质量最好的整合模式。凯撒模式秉承以健康为中心和以人为本的理念,注重从预防、治疗到康复的全程医疗服务和医疗卫生服务提供对公众健康所产生的实际效用和价值,实现了多个方面的整合:一是整合付费方和医疗机构。让付费方和经营者合融合,解决了因按项目付费导致医疗机构资金缺乏的问题。二是整合了不同层级医疗机构的多级诊断服务。凯撒集团内设置医疗机构进行分级治疗,其中,医疗诊所负责诊治常见病、多发病,区域医疗中心负责诊治疑难重症。三是在服务模式和运营方面实现了精细化整合。服务流程方面,不同类型、不同级别医务人员之间的对接以及预防保健、门诊服务、住院和家庭康复之间实现了整合;医务人员方面,全科医生和专科医生之间的对接联系更为融洽,不同专科医生对同一种疾病的协作治疗更为密切,不同层级的医务人员之间相互辅助配合更为高效。四是通过信息共享的方式,将集团内部不同层级医疗机构进行整合。集团内信息系统能为医生提供实时病历查询、电子处方、治疗方法指南、危险检查反馈提醒以及疾病预防等情况;可以为患者建立完整的电子健康档案和提供在线预约就诊、付费以及接受健康教育等;可以为医院医疗质量管理和监控提供数据,避免了重复的检验、检查。

2.英国

1948 年 7 月 5 日,新的《国民健康法》在探讨中成立,此时,由纳税人出资并由卫生部负责管理和制定有关健康问题政策的"国民卫生服务体系"建立起来,向所有需要医疗服务的人提供综合服务,这一天被称为"不管按照什么标准都是英国历史上最伟大的一天"。在英国的国家医疗服务(National Health Service, NHS)体系之下,建立了医疗保健整合网络(Integrated Care Network, ICN),作为试点对卫生服务的提供进行整合[164-165]。麦克唐纳(Macdonald)[166]等对近些年英国与医疗服务体系整合有关的过程进行了历史性的回顾,其中一个就是苏格兰地方使全科医生、社区护士以及其他与健康相关的人员、社会保健人员之间开展协同卫生服务工作。

NHS 是英国整合医疗和福利制度的代表。每个公民都可以获得国家免费的医疗服务,并且政府对公立医院实行计划管理,政府下拨财政预算维持公立医院的运行。政府财力不足和公立医院效率低下成为英国公立医院改革的背景,其改革的重点是促进医院自治和竞争、卫生行政部门职能的转化、建立医院托拉斯[167]。

在医院托拉斯里,最高管理机构是董事会,政府卫生管理部门委托代表参与医院托拉斯董事会的工作,并规定董事会必须有相关利益的代表,从组织上保证医院托拉斯的决策能够体现政府的导向作用,反映社会公众的利益。医院的董事会主席和非执行董事通过政府部门任命或者提名选拔,而医院的院长则通过公开招聘等方式选拔任命。作为独立法人实体的医院集团,在服务内容、人事管理、设备投入、资金筹措等方面拥有了更大的自主权。地方卫生局制定预算购买医院托拉斯的服务,医院托拉斯有权支配收入所得,在成本核算的基础上按6%的资产收益率确定其服务价格。通过完善法人治理结构,监管和运作集团内各医疗机构,实现资源共享、技术交流、成本控制等策略,从而达到提高医疗服务效率的目的[168]。

通过建立"内部市场",政府由"办医院"转变为"管医院",由提供服务转变为购买服务。在维持公有制的前提下,使公立医院更加独立;在兼顾社会利益的同时,实现自身生存和发展的目标,提升了管理水平和运行效率。

NHS具体由各级公立医院、社区医院和各类诊所和养老院等基本单位组成。NHS提出利用体系内部各机构的整合实现居民的健康需求,把医疗、预防、保健、康复、健康教育和健康促进等进行整合,通过实施以社区全科医生首诊为基础和双向转诊为途径的分级医疗体系,以提供系统、连续、全方位的服务。NHS最大的特点是通过三个层级的分级诊疗实现不同层级医疗资源和服务的整合。其中,一级诊疗由全科医生和家庭诊所提供,主要针对常见病和轻微病症人群,据统计约90%的病人在这个阶段能被治愈。二级诊疗服务由地区性综合医院提供,主要针对重、急症患者提供专业的医护和手术服务;三级诊疗服务主要解决专科领域的疑难医疗问题,由专科医院和教学医院提供。与此同时,英国实行严格的守门人制度和转诊制度,守门人制度的实施使得英国90%的健康问题在基层得到解决,转诊制度下患者必须经过全科医生的许可后才可以转诊。分级诊疗制度形成了"社区首诊、双向转诊、分级治疗"的就医格局,有利于为患者提供连续性的医疗服务,也在一定程度上控制了医疗费用的过快增长。

3.德国

德国早在2000年就开始与居民进行签约,鼓励社区首诊[169]。德国公立医院实行医院自治及公司化管理,借鉴私营企业的管理方法将公立医院按照公司的组织结构重新组建,医疗服务购买者和提供者之间签约合同关系,给予医院更大的自主权,政府控制公司的财务,从宏观方面控制和监督公立医院。政府通过管理委员会对医院的经营活动保持某种程度的控制权,实行董事会领导下的院长和科室主任负责制,聘用方式为终身合同制与短期合同制相结合,政府支付医生固定薪酬,允许私人行医。在成本补偿方面,联邦政府和州政府对公司在建筑、设备等方面进行长期投入,疾病基金会补偿其经常性运营成本。德国医院协会代表医院同疾病基金会协会就医疗服务提供的相关问题进行谈判,最后由医院与其签订服务提供及资金补偿合同。另外,政府把土地、资产的产权转让给公司,使它能够以此作为抵押去争取银行贷款。

德国公共合同型模式比较完善,有效地解决了国民的就医问题,在全球范围内也享有较高的声誉[170]。一是严格执行区域医院规划,明确区域内各医疗机构的功能定位。德国政府在规划区域内建成了上百个"区域性医院服务体系",每个体系都有四级医疗机构,且政府统一规定了医疗机构的规模大小、设备配置、服务功能等。二是实现了政府主导与市场调节的高效配合,在保证医疗服务公平和可及的同时,优化了医疗资源配置。德国公共医疗服务直接由联邦政府组织,形成了政府直接规划、建设和投入一般医疗服务体系的布局;强制实施社会保险筹资;承担特殊人员医疗费用;严格监管医疗机构行为和服务质量。此外,政府还积极鼓励多元的市场竞争,德国公共医疗保险机构与私人医疗保险机构之间存在竞争,投保人有权利在医疗保险经办机构之间自由选择。三是实行转诊制,促进医疗服务分级。德国医疗服务体系四个等级机构的功能分为:开业医生负责一般的咨询和门诊检查;医院承担各类住院治疗;康复机构承担医院治疗的后期康复;护理类机构承担老年人或者残障人士的护理。在医疗服务的衔接和传递上,患者一般会遵循以下就医程序:病患先到开业医生处进行诊断,根据诊断结果确有必要住院才转至医院治疗,治疗结束后则转至康复机构,从而形成分级治疗和合理分流格局[171]。四是医疗管理体系严格、精细和规范。德国的医院必须建立严格的质量保证体系,且要通过外部的质量认证,不符合认证要求的医院财政补偿会相应减少。

4.加拿大

据加拿大统计局数据显示,2016 年加拿大 65 岁及以上老年人约占总人口的17%,预计到 2031 年将达到 25%,同时,超过 30% 的 85 岁及以上老年人患有三种及以上慢性疾病[172]。随着人口老龄化和慢性病患病情况的日益严峻,患者对整合型卫生服务提出了更多需求。在整合型卫生服务的理念和政策指引下,加拿大各地根据各自社会环境特点,选择了独自的整合策略并进行试点改革,如安大略省组建多学科的家庭健康团队,阿尔伯塔省医疗服务体系从集中变为分散模式,之后又演化为政府集中管理模式,而魁北克省的家庭医生团队模式在实践中被证明为最值得推广的整合模式。

通过区域政府主导,加拿大各地开展自上而下的组织和机构整合,将功能相近或同级组织合并至同一部门,推进组织结构的扁平化,减少组织层级结构,以提高政府对卫生服务整合实践的管控力和政策的执行力。20 世纪 70 年代初,魁北克省将建立社区卫生服务中心(Local Community Service Centers,CLSCs)作为医疗体系改革的主要切入点,CLSCs 主要负责提供一系列卫生和社会服务,包括家庭护理、医疗咨询、物理治疗、社会支持和家政服务[173]。但由于受到医师协会强烈反对,尤其不满于 CLSCs 医生的薪资水平,仅约 20% 的家庭医生选择加入 CLSCs[174]。同时,只有部分居民将社区卫生服务中心视为初级保健服务的来源,最终只有约 15% 的初级卫生保健服务由社区卫生服务中心提供[175]。随着卫生服务的不断碎片化,魁北克政府在 2000 年又提出建立新型的组织模式:家庭医生团队和网络式诊所[176]。魁北克省还将社区卫生服务中心、急诊医院和长期护理机构合并为 95 个地方服务网络(Health and Social Services Centres,HSSC),以实现医疗机构的整合,以地域为基础,将医院、社区卫生服务机构、康复机构、长期照料机构联合成一个卫生服务体系。此外,2003 年医学院附属的大型医院(Centres Hospitaliers UniVersitaires,CHU)被整合到 4 个基于大学的医疗保健网络(Réseaux UniVersitaires Intégrés de Services,RUIS)中,每个 RUIS 中心提供专科诊疗、协调培训和医学研究。奥尔克(Oelke)[177]等研究发现,这样有利于服务提供者之间的密切合作,也能有效地改善居民健康的结果。

2006 年,安大略省根据当地卫生系统整合法案,将安大略省划分为 14 个地区,各地区建立"区域卫生一体化网络"(Local Health and Integration Networks,LHINs)。2008 年,阿尔伯塔省则把由 9 个地区医疗机构和 3 个地区医疗委员会(省癌症委员会、省心理卫生委员会、省酗酒和滥用药物委员会)提供的卫生服务整合至省卫生服务委员会(Alberta Health SerVices,AHS),成为加拿大第一个且最大的省级卫生组织体系[178]。AHS 又创建了战略性临床组织(Strategic Clinical Networks,SCNs),旨在结合所有利益相关者(临床医生、政策制定者、研究人员等),实施有助于改善患者治疗效果和满意度的临床策略,提高卫生服务的可及性和卫生系统的可持续性。

5.新加坡

近 30 年的时间中,新加坡从最初的重组公立医院、通过竞争改善服务提高效率,走向资源治理结构的重新整合以及医疗体系定位调整后的系统整合,新加坡卫生部已逐步对公立医院治理结构的改革作出了内涵与外延的双向延伸。

1985 年以前,新加坡政府拥有公立医院资产。医院运作资金由财政部资助,医院受卫生部直接管理,实行法治合一的结构。医院虽收费低廉,但服务效率与质量均低下,这种治理结构可谓弊大于利。1987 年,以管理公立医院为使命的新加坡政府股权私人控股公司—新加坡保健公司(下称"新保控股公司",Health

Corporation of Singapore,HCS)成立。而 1985 年建成的新加坡国立大学医院则成为其旗下管理的第一家医院。随后,新加坡公立医疗体系开始了长达十余年的公立医院重组过程。医院所有权与经营权分离,政府 100% 拥有 5 家综合医院与 6 家专科医院的产权,新保控股公司则负责运作各家医院。这一轮公立医院重组不仅提高了医院的素质、效率及服务水平,医院董事局为吸引更多失去公务员身份的医生留在公立医院,提高了医生的聘请薪金,客观上推动医院为应对成本上升而进行财政改革。但此轮改革的混乱和医院重组带来的弊病也不可小觑。意识到改革漏洞后,新加坡决定进行更为完善的改革。

新加坡组建国立健保集团和新加坡保健集团(下称"新保集团")东西两大医疗集团,将所有重组的医院、专科中心以及综合诊疗所组合并分化归属两大集团,期望通过大范围的合作,使新加坡东西两片区域的医疗服务更为完善[179]。改革之后,原本分属各家医院的董事会合并为国立健保集团与新保集团董事局两家。改革后的两家集团具备直接委任旗下所有医院院长的权力,集团董事会以下对接集团管理层,管理不同的医院、专科中心及诊疗所,力求使改革的范围更广。

新治理结构运行 6 年后,两大医疗集团存在的组群无谓竞争、资源重复现象逐渐显现。患者被动管理自身健康、诊治过程非"整体性"、社区长期治疗发展缓慢等问题浮现,新加坡卫生部意识到医院服务整合并不仅是治理结构的改革。卫生部与两大医疗集团讨论过远期弊端后,开始了新一轮治理结构改革与医疗体系布局调整的酝酿。

2008 年开始,新加坡将两大医疗集团逐步分化为六个区域性医疗系统,并建立两大学术医疗体系。首先,国立大学医院与国立大学医学院合并,建立国立大学学术医疗体系。之后,所有医院按地域分区,脱离原有的医疗集团,以区内一家医院为主,建立新的医疗集团,并整合区内社区医疗业务。卫生部在 2009 年与所有医疗集团(医院)分别签订三份重要协议文件,通过目标考核的形式,督促董事会及医疗机构管理层兑现承诺。其中,《政策协议书》主要着眼长期原则,《服务水平协议书》则需要医疗机构在 3 至 5 年内达成目标,《短期重要项目》则为期限一年的项目,如挂号等候时间等指标。但事实上,更重要的在于整合医疗资源,协调推进公立医院、国家医疗体系的进步。

6.日本

日本医疗服务体系在第二次世界大战前主要依靠市场调节,医疗服务机构可自由开设和经营,整体较为自由。但总体而言,当时日本医疗服务体系呈现供给不足、私立医疗服务机构垄断地方医疗,同时医疗资源高度集中在经济发展较好的城市和医疗服务需求较多的地区,农村和人口稀少地区则医疗服务可及性极差。为解决这一社会不公平现象,提升国民整体健康水平,日本政府在1948年颁布了奠定其医疗服务体系的主要法律依据,即《医疗法》[180]。直到完成第四次对《医疗法》较大规模的修订,日本医疗服务体系正式开始由原本单一的基础医疗服务向提供保健、医疗、福祉一体化的社区综合服务模式转变。

1985年,针对当时在《医疗法》颁布后出现的医疗服务机构病床无序增加、规模扩大,医疗资源配置的愈加不平衡和患者就诊的不合理等问题,日本政府对《医疗法》进行了第一次修订。日本厚生劳动省提出了搭建三级医疗圈的构想,以市町村为基础发展一级医疗圈。同时,制定一人医疗法人制度,即只要一名医师即可开设具有法人资质的诊所,降低了私立诊所的准入门槛,增加了部分边远农村对医疗服务的可及性,并建立了市町村保健中心的十年发展目标;再根据人口密度、地理情况、交通便捷度等因素,将邻近的几个市町村合并为二级医疗圈;而三级医疗圈主要作为对二级医疗圈的补充,以此设定形成了相互协同的三级医疗圈,并对各级医疗圈的主要职能进行了明确定位,旨在加强医疗服务机构间的合作,确保向居民提供必要的医疗服务。

2001年日本政府对《医疗法》进行的第四次修订中,对日本医疗服务体系改革提出了新的方向,结合次年日本厚生劳动省发布的《医疗提供体制改革的基本方向》,主要明确了要以地区需求为中心对医疗服务机构进行功能划分,包括加强区域医疗中心和社区医疗服务机构之间的协作能力,提高双向转诊率,并做好出院患者的转诊协调工作;强化社区医疗服务机构的能力建设,增强各类服务之间的无缝衔接,以家庭医疗为中心,加强急性疾病的向上转诊能力以及强化社区医疗服务机构上门服务能力等。而在医疗和长期护理协同方面,日本的长期护理服务在经过近20年的发展后,已基本和医疗服务机构共同形成了"养老—护理—医疗"无缝衔接的服务模式[181]。

由于日本预防保健、医疗和长期护理3个体系在资金来源和管理上相对独立,虽然已经建立了较为完善的转院机制并不断加强医疗和养老、医疗体系内机构间的协同整合,但仍然存在部分资源的重复和浪费。为了更好地整合同一层面的社会相关资源,提高资源利用效率,日本厚生劳动省目前正致力于加强各地保健医疗福祉一体化的综合规划,将区域卫生规划与区域老年人保健福祉规划整合推进,落点在构建和调整二级医疗圈,使其转型为二级保健医疗福祉圈。同时,日本政府目前正致力于将医疗服务和长期护理服务进一步整合,并鼓励和逐步将服务重心由机构向居家转变,最终形成集保健、医疗、康复、家庭访问、家庭护理、福祉一体化、区域化的整合型服务模式。

7.巴西

巴西在 1988 年颁布的新宪法中,明确了"全民覆盖、公平、连续性、一体化"的医疗卫生体制的改革理念,确立"分权化""以州、市政府为主体"的改革原则,创建了国家统一卫生体系(United Health System,SUS)。国家统一医疗体系是巴西政府为了改善医疗卫生领域的不公平状况而推行的,不同于多数拉美国家,虽然世界银行向巴西提出卫生政策建议是以社会医疗保险为基础,但是巴西并未遵照执行,而是以一般税收为基础,形成了特有的筹资制度[182]。同时,SUS 通过分区分级治疗的原则进行转诊管理,居民看病必须先到所在社区的卫生站,社区卫生站的医生视患者病情转向综合性或专科医院。分区分级治疗原则便于医生掌握社区群众的健康状况,有利于传染病和流行病的及时防治,控制病源,便于开展健康教育。从资源配置的角度讲,分区分级治疗的管理形式可以使得医疗人力资源合理配置,医疗设备资源得到合理利用,避免大医院人满为患的现象,使政府财政用得其所。近年来巴西联邦政府把医疗卫生制度改革的重点放在了初级卫生保健服务方面,目的是提高基层医疗服务能力和提高医疗质量,使更多的人在基层医疗机构就医,缓解上级医院的压力,通过建立全国家庭卫生工作队(Family Health Team,FHT),为公民提供完全免费的家庭健康服务。

8.俄罗斯

1918 年,苏联人民健康委员尼科莱·萨马什科(N.A.Semashko)阐明了卫生保健的理念,即通过建立全国统一的卫生体系为全民提供免费的保健、治疗、康复和预防等卫生服务,该模式也被称为 Semashko 模式。1928 年,当时的苏维埃政府制定了第一个五年计划,为工人和农民建立了联合诊所,将医院、药房和其他卫生机构国有化,增加公立医院的病床数和医务人员数量[183]。1991 年,苏联的解体导致计划经济突然崩溃,政府大幅减少对公立医院的投入,同时公立医院低效率和服务质量低下的问题也日益突出。俄罗斯主要围绕着分权和筹资等方面进行卫生体制改革,如地方政府分权,扩大医院和联合诊所管理者的自主权,提高医务人员收入等措施,以应对当时的卫生危机,但是并未达到预期的效果。1999 年后,俄罗斯实行了一系列集权化的改革措施,通过任命代表管理新的地区联合体,而每个代表任命副职管理卫生事务和制定卫生政策,间接地实行垂直管理;通过合并政府部门,统一卫生服务管理职能,增强卫生问题处理的协调性;推行医药分离,优化公立医院资源配置,加大对基层公立医院的投入。

俄罗斯实行的是全民免费医疗,只有在医院资源有限或者医生能力不足的情况下,居民才能免费转入高级医院,否则直接指定医院就诊。俄罗斯中产阶级为了得到更好的医疗服务,会购买商业医疗保险,从而拥有了自主选择医院的权利。所以现实是俄罗斯医生集团的市场仅限于在病人放弃所有国家和社会提供的医疗保障的前提下,愿意寻找中意的医生付费就诊[184]。因此,医生集团在俄罗斯的就诊门类相对比较集中,以牙科为主,外科、妇产和男性专科为辅[185]。

另外,意大利、瑞典、冰岛[186]等国也纷纷进行了医疗服务体系纵向整合的实践和探索。意大利在组织架构方面对医疗体系纵向整合进行了有益的探索,根据地理位置与医疗业务的分布不同,将医疗机构的组合分为 P 式和 G 式[187]。瑞典通过保健服务链或者其他合作形式来衔接不同的卫生服务提供者,形成网络,最终实现为民众提供连续的、协调的、优质的服务。服务的提供者和购买者之间通过建立契约关系来进行约束和保障[188],契约中明确约定服务的数量、质量和花费,并由专人进行监督和核查。

综合分析各国医疗卫生体系资源整合方面的实践,可以看出虽然政治、经济环境不同,但几乎所有的国家都经历了从比较单一的医疗服务或者特定人群的医疗卫生服务体系发展到较为复杂的多级别、多层次医疗服务体系的过程,其经验可以供我国借鉴。①政府强有力的支持。医疗服务体系资源整合的实现与各国政府层面的重视程度密切相关,政府对医疗服务体系资源整合持肯定态度并重视推动的,资源整合效果好,资源利用效率高。②网络体系建设与协同功能建设并举。区域医疗协同主要有两个发展方向,一是由分工明确、协调合作的医疗机构组成集约化的区域医疗服务协同网络,网络以高度分化的社区机构为网底,社区机构以服务人口为设置的依据,保证居民首诊和其他卫生需求产生时能便捷地接触,以实现广泛和公平的覆盖。并且社区机构也不是均质的,主要根据辖区居民的主要卫生问题,配置不同的卫生人员和服务机构,如护理中心、临终医院、老年中心等,规模也不尽相同。社区一般提供初级卫生保健,有的还提供二级保健(非住院门诊服务),而三级保健(专科性的住院服务)由社区转向专科医院,社区在转诊过程中不但起到服务协调的作用,有些地区还让社区承担卫生资源分配的责任。由此形成社区首诊、分级医疗、双向转诊、康复回社区的格局,体系结构成为"众多社区机构是塔基,专科医院为塔身,区域医疗中心为塔尖"的金字塔形。二是由服务、管理、信息和后勤服务等要素相互作用、相互影响形成的协同能力和协同功能。协同能力构成区域协同网络运转的重要保障,贯穿病人整个就医流程。虽然功能定位不同,但网络内不同的服务机构通过流程衔接达到管理、信息、后勤和服务一体化,共同提供综合、连续的卫生保健服务。区域协同网络与协同功能互为表里,相互作用,相互影响,共同构成区域医疗协同的核心内容,区域协同网络是区域医疗联合体的实体载体,而协同功能是医联体的本质。③医疗联合体建设往往伴随管理体制和运行机制的改革。制度的建立是行动有效开展的保障,管理体制和运行机制不但决定卫生保健的组织形式,还构成了医疗机构运作与管理的外部环境。国际上推行医疗联合体的国家在改革医疗服务体系时,往往要改革体系的管理体制和运行机制,采取分权和权力下放,建立权责明确的体制和完善的决策机制是各国改革重点,其中,中央和地方权力、责任分配上既有明确的分工,又有充分的协调和合作,保持着明确的财力、财权和事权的高度统一。各国政府均把"建立和规范双向转诊制度"作为制度保障的核心,加快契约制度、双向转诊制度的规范制定并保证实施,以此来规范医疗服务体系的健康发展。④考核标准的完善。随着医疗服务体系资源整合的逐步推进,各国在制订医院评审标准时除了注重质量持续改进,保障患者安全外,更强调对医院的多维度评审,如增加信息管理、领导管理等内容。

三、国内外医疗服务体系资源整合实践的同质与异质性

通过上述章节分别对美国、英国和德国等国家的医疗机制的探讨,可知虽然表现形式有所不同,但就其本质而言基本思路是差不多的。美国是基于预防—救治—康复这一路径来思考的,强调人们要在日常生活中通过加强锻炼以及控制饮食习惯来达到不易患病的目的。即使人们因疾病而需要前往医院进行治疗,也不需担心后续的一系列问题,因为会提供预防、救治和康健一条龙的服务。而英国则是站在宏观的角度上,制定了一个具备前瞻性和整体性的 NHS 计划,在该整体框架下,所有的个体居民都可以根据所规定的条件来享受不用付费的医疗以及身体健康方面的援助。德国则采用根据医院的医疗水平和病患的实际情况,允许为其匹配到最佳的医院进行跨院的治疗。而新加坡则根据地理位置,将所有公立医疗机构划分为东部集团和西部集团,且公司制医疗集团内部设有董事会、董事会聘用执行总裁,总裁下设运营总裁、财务总裁等。目前两个医院集团内部机构之间能够

共享患者的综合信息。综上我们可以得知，医院已不再仅仅是为病患提供治疗的场所，更是向着更加综合的、既包括治疗的前端预防又包括医疗的后端即康复服务的方向迈进。此外，还可以看出不同国家的改革落脚点都是能更大程度地让人们得到快速、有效且公平的治疗对待，旨在通过将医院所扮演的角色予以延伸，并寻求延伸链条上所涉及的主体之间的磨合，以追求更高效的合作，更好地为人们提供医疗保障。在这方面，中国也是一样的。中国所成立的不管是同一区域内的综合性医院之间的联结，还是针对某一细分领域的跨区域间不同医院的合作，其目的都是通过不同医院之间所拥有的特色以及独具的人才、设备等优势进行相互之间的合作沟通，将这些资源的效能最大化发挥，同时还有利于不同领域之间碰撞，从而推动整个医学领域的发展，为人们创造更好的就医环境的同时，也增加了人们被治愈的概率。但不得不指出的是，理想和现实还有一定差距，就目前来说，各医院之间所形成的联结体，并未完全达到其成立时所期待的高度联结和充分互动的地步，更多的还是将每个医院视为一个单独的个体。我国在整合型医疗体系的建立上还有很长的路要走。

第六章 医疗服务体系资源整合研究趋势分析

一、国内医疗服务体系资源整合的研究趋势

选取中国知网（CNKI）的中国博士学位论文全文数据库、中国学术期刊网络出版总库，以及中国优秀硕士学位论文全文数据库以检索式：主题"医疗服务体系"AND"整合"OR 主题"医疗机构"AND"整合"OR 主题"医院"AND"整合"进行检索，共检索出 1994 年到 2013 年期间发表的期刊论文共 714 篇。

（一）发表年代分布

从表 6-1 中可以看出，改革开放后随着市场经济的发展，国家政策的放开，卫生服务体系的改革也逐渐展开，公立医院一统天下的局面被打破，国内讨论医疗服务体系改革的声音慢慢出现，有关医疗服务体系整合的文献首次发表于 1994 年；2006 年，随着国家一系列政策的出台来保障社区医疗服务网络建设，我国有关医疗服务体系整合的文献显著增多，2006 年较 1994 年高出 5.6%；2009 年，新医改明确提出"完善以社区卫生服务为基础的新型城市医疗卫生服务体系"，相关文献也从 2010 年开始突破 11 个百分点。图 6-1 显示，从 1994—2013 年，国内关于医疗服务体系整合的相关文献总体呈现不断上升趋势，说明随着国家对医疗服务体系整合的重视程度不断增强，国内的医疗服务体系整合的实践也不断丰富，研究学者也越来越关注该领域的探索和研究。

表 6-1　1994—2013 年 CNKI 中医疗服务体系整合文献发文量

出版年	发文量/篇	百分比/%
2013	115	16.11
2012	95	13.31
2011	91	12.75
2009	84	11.76
2010	81	11.34
2008	67	9.38
2007	43	6.02
2006	41	5.74
2005	40	5.60
2004	24	3.36
2003	12	1.68
2002	10	1.40
2001	7	0.98
1999	1	0.14
1997	1	0.14
1995	1	0.14
1994	1	0.14

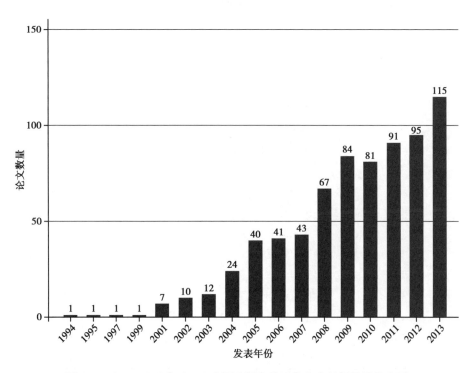

图 6-1　1994—2013 年 CNKI 中医疗服务体系整合文献的数量分布图

（二）关键词分布

对714篇文献进行分析,共得到2 906个关键词。选取词频最高的前30个关键词进行研究。如表6-2所示,本研究认为这些关键词能够反映出目前国内医疗服务体系整合领域研究的热点和焦点。

从表6-2中可以看出,"整合"和"医院"出现的频率最多,分别为84次和64次,说明近些年随着医疗卫生体制改革的不断深入,各地也开始进行医疗机构整合的各种尝试,国内学者也针对相关研究进行了较多探讨。在此基础上,对其余28个关键词进行深入分析,不难发现,其中,医疗服务体系整合领域研究者重点关注的方向集中于医院信息系统(包括HIS),多达33次;从医院的类型来讲,公立医院关注较多(19次);从整合的方式上来说,纵向整合关注较多(16次);医院集团(13次)、医院管理(12次),这些关键词体现了医疗服务体系整合研究与医改发展的紧密结合,凸显了该研究领域的热点方向。

表6-2　医疗服务体系整合研究领域文献前30个关键词及词频

排名	关键词	词频
1	整合	84
2	医院	64
3	资源整合	30
4	公立医院	19
5	医院信息系统	18
6	纵向整合	16
7	HIS(医院信息系统)	15
8	医疗资源整合	14
9	医院集团	13
10	医院管理	12
11	医院图书馆	11
12	医疗资源	11
13	管理	11
14	信息整合	11
15	卫生资源	10
16	信息化	10
17	医疗机构	10

续表

排名	关键词	词频
18	财务管理	10
19	发展	10
20	资源	10
21	医疗服务	9
22	信息系统	9
23	改革	9
24	对策	8
25	实践	8
26	军队医院	7
27	电子病历	7
28	优化	7
29	新医改	7
30	整合了	7

如果只是通过对高频主题词的词频进行统计分析，那么就只能了解到目前某一专题领域里研究的热点，但是不能表现出这些高频主题词之间的联系，因此本研究采用共现分析的技术进一步挖掘这些主题词之间的联系。主题词的"共现分析"是根据主题词在同一篇论文中共同出现的次数来表示主题词之间的联系。一般认为，如果两个主题词频繁在同一篇论文中同时出现，往往表明这两个主题词之间具有比较密切的联系。

如表6-3所示，医院与整合、医院信息系统与整合共现的词频数均达到9次，说明目前研究者比较关注医院的信息系统建设对医院整合的作用研究，通过其他的关键词共现频数情况可以发现：研究者多注重于医院（医疗机构）某一方面的整合，如医院管理的整合（6次），信息系统的整合（4次），其他还包括财务、人力资源的整合等，这说明目前国内医疗服务体系整合领域的研究增多，但大都局限在某个方面，而且缺乏对医疗服务体系资源整合促进的过程研究。

表6-3　共现次数达3次以上的两个关键词及词频

词1	词2	共现频数
整合	医院	9
整合	医院信息系统	9
医院	管理	6
整合	资源	5
整合	医院图书馆	4
整合	医疗资源	4
整合	信息系统	4
整合	优化	4
公立医院	改革	4
纵向整合	医疗资源	4
医院	财务管理	4
整合	发展	3
整合	人力资源	3
医院	信息化	3
医院	对策	3

二、国际医疗服务体系资源整合的研究趋势

在 WOS 数据库中以检索式，主题"Integrated systems"OR 主题"Integrated Service Delivery"OR 主题"Integrated care"OR 主题"Integration"AND 标题"Health Systems"进行检索，共检索出 1997—2013 年期间发表的期刊论文 1 425 篇。

（一）发表年代分布

从表6-4所示可以得出：20 世纪 80 年代，随着欧美等发达国家医疗资源的横向整合逐渐兴起，90 年代纵向整合逐渐占据主流地位，国际上关于医疗服务体系整合领域的研究在 90 年代出现并发展，同时可以看出，由于国际上医疗资源整合的行为开展相对较早，因此此类研究的起点比中国高。

从图 6-2 可以看出：从 1997—2013 年，国际医疗服务体系整合领域的论文发表数量呈现出总体上升的趋势。说明国际越来越关注医疗服务体系整合领域的理论和实践研究，研究成果也日趋丰富。

表 6-4　1997—2013 年 WOS 中医疗服务体系资源整合文献发文量

出版年	发文量/篇	百分比/%
2013	146	10.25
2012	151	10.60
2011	145	10.18
2010	137	9.61
2009	129	9.05
2008	110	7.72
2007	112	7.86
2006	86	6.04
2005	75	5.26
2004	47	3.30
2003	58	4.07
2002	58	4.07
2001	34	2.39
2000	53	3.72
1999	29	2.04
1998	25	1.75
1997	30	2.11

（二）关键词分布

对 1 425 篇外文文献进行分析，共得到 4 251 个关键词。本研究选取词频最高的前 30 个关键词进行研究，如表 6-5 所示，我们认为这些关键词是国际上医疗服务体系整合研究领域的热点。"integration（含 Integration）"和"structural health monitoring"出现的频率分别为 44 次和 28 次，说明国际上对医疗服务体系整合的研究还比较深入，关注较多。在对其他的关键词进行深入分析的基础上，可以发现：国际上重点关注的医疗服务体系整合研究领域的方向主要集中于 health systems（23 次）、health information systems（20 次）、public health（18 次）、health monitoring

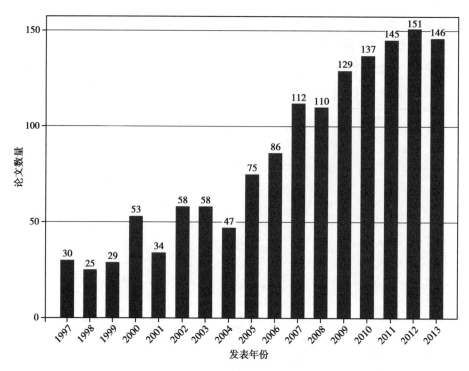

图 6-2　1997—2013 年 WOS 中医疗服务体系资源整合相关研究论文数量分布

（17 次）、e-health（含 eHealth）（17 次）、information systems（14 次）、telemedicine（13 次）、mental health（12 次），其中不难发现信息系统是中外都普遍关注的方向。除此之外，Primary care（7 次）、evaluation（7 次）等领域也是研究者比较关注的。

表 6-5　WOS 收录医疗服务体系整合研究领域文献前 30 个关键词及词频

排名	关键词	词频
1	Integration	31
2	structural health monitoring	28
3	health systems	23
4	health information systems	20
5	public health	18
6	health monitoring	17
7	information systems	14
8	Integration	13
9	Telemedicine	13
10	mental health	12
11	health care	11

续表

排名	关键词	词频
12	Health systems	11
13	Health	10
14	primary care	10
15	health system	9
16	e-health	9
17	developing countries	8
18	eHealth	8
19	health care reform	8
20	Interoperability	8
21	Health policy	8
22	Primary car	7
23	Evaluation	7
24	health management	7
25	Mental health	7
26	electronic health records	6
27	health system strengthening	6
28	health policy	6
29	integrated health care	6
30	information management	6

在文献分析中发现,医疗服务体系整合研究领域的某些概念,相同的意义存在不同的表达方式,比如:用 integration(31 次)表达"整合"的远多于 Integration(13次),说明 integration 比 Integration 更通用;用 health systems(23 次)表达"卫生服务体系"比 Health systems(11 次)和 health system(9 次)多,同样 health systems 比较通用。

前 30 个关键词的共现次数如表 6-6 所示。integration 和 health systems 共现频数最多(5 次),说明国际上开展卫生服务体系的研究相对较多,但同时我们也可以发现,这类研究通常集中在 health information systems(卫生信息系统)、health policy(卫生政策)等领域。

表 6-6　共现次数达 3 次以上的两个关键词及词频

词 1	词 2	共现频数
integration	health systems	5
integration	health information systems	3
integration	Health systems	3
integration	health system strengthening	3
health systems	health policy	3
telemedicine	e-health	3

　　通过以上的文献分析可以发现：国内研究对医疗服务体系整合的研究大多关注整合的某个方面[189]，比如探讨整合的意义、医学整合、学科整合、信息整合、财务整合、人力资源整合或者研究整合的模式、整合的机制、对某个地区典型案例的研究，而对于医疗服务体系资源整合的研究较少，且相关研究也多是对过往研究的梳理和总结，偏重理论研究或是整合效果的研究，缺乏针对促进医疗服务体系资源整合的过程环节研究。国外的研究者对医疗服务体系整合的理论研究相对比较深入，对整合的原则、内容等均有探讨，同时，对整合的不同形式，如横向整合、纵向整合等进行实践探索和研究，有关整合实施效果的研究开展也相对较多，但对资源整合的促进缺乏系统的过程研究，比如：从服务体系资源整合的前提到实施的过程到最后的实施结果，需要采取哪些措施和保障。本研究拟加强对整合的全过程进行研究，发现存在的不足，提供参考建议。

第七章 医务人员在医疗服务体系资源整合中的作用方式及因素分析

一、医务人员在医疗服务体系资源整合中的作用概况分析

医务人员是医疗机构医改政策的直接承担者,是医疗服务体系资源整合措施的直接实施者,因此,他们的认识、行动、效果可以直接影响我国医疗服务体系资源整合的实施,从而影响医疗机构的长远发展。本研究将从医务人员的角度探讨影响其作用发挥的因素并提出相应的对策建议。

本研究共调查了湖北、广西 11 家上级医疗机构共 475 名医务人员,回收问卷 475 份,问卷回收率为 100%;10 家下级医疗机构 264 名医务人员,回收问卷 264 份,问卷回收率为 100%。这里所指的上级医疗机构一般为有能力对基层医疗机构进行帮助和指导的医疗机构(在城市一般为三级医院,在区县一般为二级医院);下级医疗机构一般为上级医院进行帮助和指导的对象医疗机构。

(一)上、下级医疗机构医务人员对医疗服务体系资源整合了解情况的对比分析

从分析的结果来看,在对"您是否了解医院之间签订合作协议、开展技术帮扶等资源整合的具体内容?"的回答中,上级医院只有 29.69% 的医务人员表示对此很了解,下级医院有 15.91% 的医务人员表示对此很了解;同样,在对"您是否了解本

医院患者转诊到社区服务中心/乡镇卫生院的具体程序?"的回答中,上级医院有32.63%左右的医务人员表示很了解,下级医院有38.26%表示很了解。这说明无论是上级还是下级医务人员对医疗服务体系资源整合的认识了解程度都并不算高,如图7-1、图7-2所示。

对"您认为您所在的医院是否在推进患者转诊到下级医院的工作内容?"的回答中,上级医院有76.42%的医务人员表示对此感觉比较明显(包含感觉明显和一般),而下级医院有85.23%的医务人员表示对"所在的医院是否在推进患者转诊到上级医院的工作内容"感觉明显或者一般,说明目前部分医务人员未弄清患者转诊到下级/上级医院的工作内容与对医疗服务体系资源整合的关系,及其重要性还缺乏认识和了解,如图7-3所示。

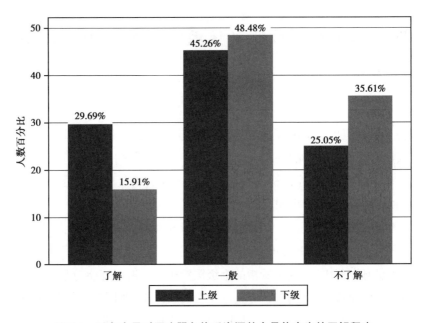

图 7-1 医务人员对医疗服务体系资源整合具体内容的了解程度

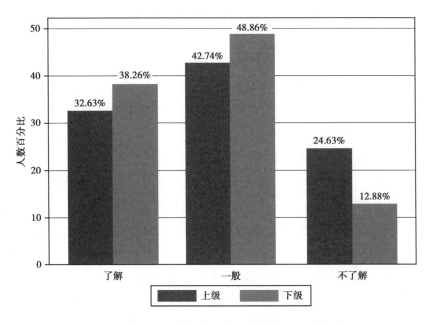

图 7-2　医务人员对患者转诊具体程序的了解程度

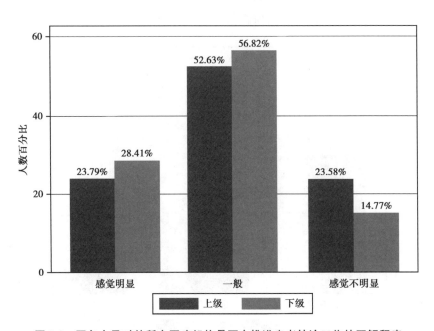

图 7-3　医务人员对其所在医疗机构是否在推进患者转诊工作的了解程度

（二）上、下级医疗机构医务人员认为开展医疗服务体系资源整合对其所在医疗机构的影响

从图 7-4 我们可以看到，医院开展医院合作、技术帮扶等资源整合工作后，上级医疗机构有 91.16% 的医务人员都认为医院由此发生了明显或不明显的变化，下级医疗机构 93.56% 的医务人员也持有相同的看法。图 7-5 的结果表明，在对"通过医院合作、技术帮扶等资源整合工作，能否缓解目前医院存在的主要问题?"的回答上，上级医疗机构有 91.37% 的医务人员认为，通过医院合作、技术帮扶等资源整合工作能够明显或部分缓解目前医院存在的主要问题。同样，对于下级医疗机构来讲，有 95.08% 的医务人员也认为，通过医院合作、技术帮扶等资源整合工作能够明显或部分缓解目前医院存在的主要问题。由图 7-6 可知，上级医疗机构有 92.00% 的医务人员认为双向转诊对本医院的发展有一定的帮助，下级医疗机构有 92.81% 的医务人员也持有相同看法。通过图 7-7 可知：上级医疗机构有 81.90% 的医务人员认为医疗服务体系资源整合的具体工作推进的意义很大或较大，而下级医疗机构在此方面感受更为深刻，90.53% 的医务人员认同该观点。说明医务人员普遍认为开展医疗服务体系资源整合对所在医疗机构有积极影响。

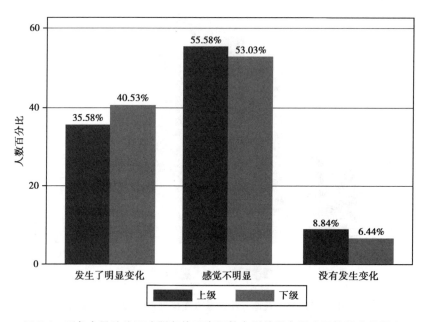

图 7-4　医务人员认为医疗服务体系资源整合后其所在医疗机构的变化程度

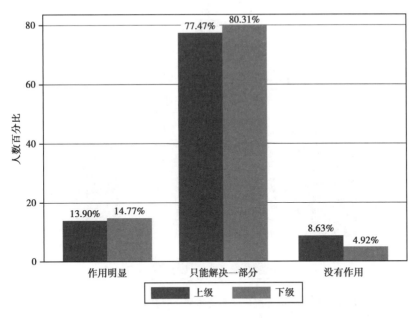

图 7-5 医务人员认为医疗服务体系资源整合后其所在医疗机构的问题缓解程度

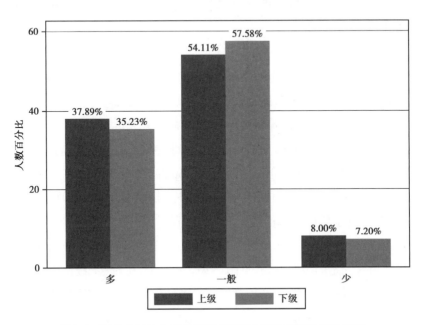

图 7-6 医务人员认为双向转诊对其所在医疗机构的帮助程度

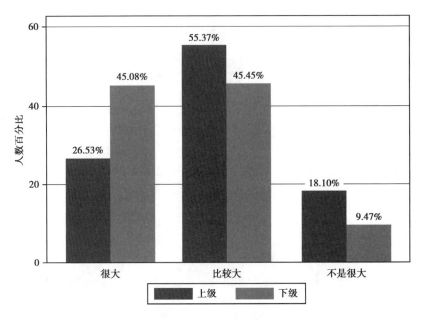

图 7-7　医务人员认为医疗服务体系资源整合对其所在医疗机构发展的意义

（三）上、下级医疗机构医务人员认为开展医疗服务体系资源整合对下级医疗机构所起到的效果

从图 7-8，我们可以分析得出，上级医疗机构有 96.42% 的医务人员认为到下级医疗机构开展培训对他们的帮助有效果（包含好和一般），这一点从下级医疗机构的看法也能得到印证，下级医疗机构有 98.86% 的医务人员认为到上级医院接受培训对他们有效果。有 96.63% 的医务人员认为到下级医院开展专题知识讲座对他们的帮助有效果（包含好和一般），同样，96.59% 的下级医疗机构医务人员同样认为上级医疗机构医务人员来开展专题知识讲座对他们的帮助有效果，具体见图 7-9。有 95.79% 的上级医疗机构医务人员认为到下级医院开展坐诊和开展专项手术，对他们有一定的帮助效果（包含多和一般），同样，有 90.15% 的下级医疗机构医务人员也认为有一定的帮助效果，见图 7-10。图 7-11 在对"下级医院医生到上级医院进修的机会"的回答上，84.42% 的上级医疗机构医务人员认为下级医生到上级医院进修的机会多或一般，但 37.12% 的下级医疗机构的医务人员认为他们到上级医院进修的机会少，说明下级医疗机构的医务人员对增加进修机会提高自己的业务水平的需求比较强烈。这说明，从整体而言，下级医疗机构服务能力提高明

显,开展医疗服务体系资源整合有助于下级医院的能力发展。

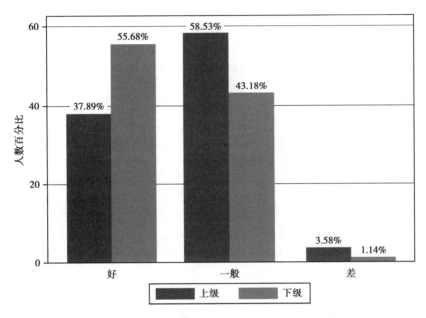

图 7-8　医务人员对上级到下级医疗机构开展培训帮助效果的看法

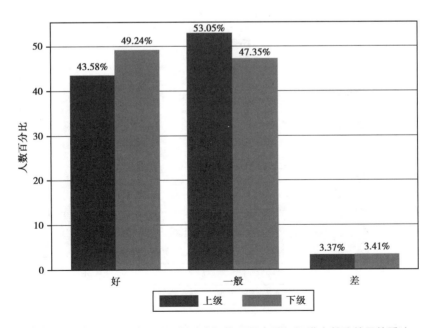

图 7-9　医务人员对上级到下级医疗机构开展专题知识讲座帮助效果的看法

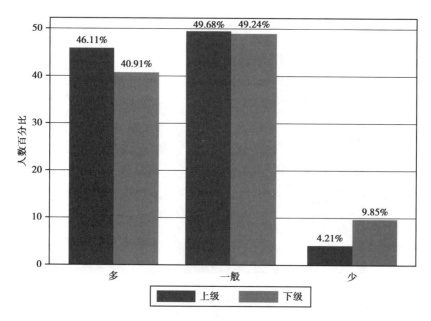

图 7-10 医务人员对上级到下级医疗机构开展坐诊和专项手术帮助效果的看法

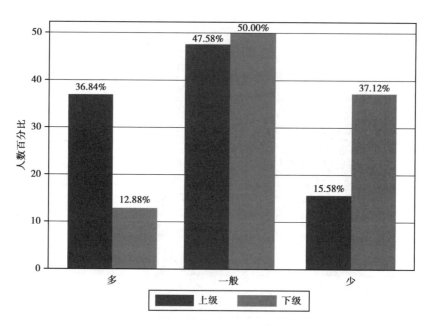

图 7-11 医务人员对下级医疗机构医生到上级医疗机构进修机会多少的看法

（四）上、下级医疗机构医务人员医疗服务体系资源整合中的行动情况

从表 7-1 中数据可知,在被调查的上级医疗机构的医务人员中到下级医疗机构开展过培训的比例只占到了 22.53%,次数平均为每人每年 3 次;而下级医疗机构的医务人员到上级医疗机构接受过培训的占到了被调查者的 45.83%,次数平均为每人每年 3 次左右,见表 7-2,这说明下级医疗机构到上级医疗机构进行培训的需求较大,下级医疗机构注重人才能力的提升,而由于只有具备一定职称资格的医务人员才能对下级医疗机构进行培训,所以上级医疗机构的医务人员到下级医疗机构开展过培训的人数相对较少。下级医疗机构有 42.42% 的医务人员向上级医院转诊过患者;向下级医疗结构转诊患者的医务人员相对较少,只占到 33.26%;向同级(综合/专科)医院转诊患者的医务人员则更少,仅有 18.53% 的医务人员表示转诊过。

表 7-1　上级医疗机构医务人员在医疗服务体系资源整合中的行动情况

问题	回答	人数/人	百分比/%	备注
到下级医院对其医生进行过培训	是	107	22.53	平均 3 次/年
	否	368	77.47	
向下级医疗机构转诊过患者	是	158	33.26	平均 3 人/月
	否	317	66.74	
向同级(综合/专科)医院转诊过患者	是	88	18.53	平均 2 人/月
	否	387	81.47	

表 7-2　下级医疗机构医务人员在医疗服务体系资源整合中的行动情况

问题	回答	人数/人	百分比/%	备注
到上级医院接受过培训	是	121	45.83	2.47 次/年/人
	否	143	54.17	
向上级医院转诊过患者	是	112	42.42	1.97 人/月
	否	152	57.58	

（五）对医务人员自身的影响

在本次的调查中,上级医疗机构医务人员中有 60.73% 表示本医院开展医院合作、技术帮扶等资源整合工作后自己的工作状况改善一般,有 25.21% 认为改善较多,只有 14.06% 医务人员认为改善较少;而 87.88% 的下级医疗机构医务人员觉得自己的工作状况不同程度的改善了,该结果表明上下级医疗机构通过服务体系的资源整合使医务人员情况都得到不同程度的改善,见图 7-12。分析其原因,上级医疗机构医务人员认为可能影响工作状况改善的前 3 位因素分别为工作强度增大(54.9%)、工作时间增长(36.7%)、职业风险增高(23.5%),如表 7-3 所示;下级医疗机构 68.61% 的医务人员认为其工作状况的改善主要表现在个人工作能力上,其次依次为进修、培训机会(44.73%)、个人收入(33.69%)、工作强度(26.07%)等方面。通过调查发现:上级医疗机构医务人员在最希望得到进一步改善的方面,排在前四位的依次是:个人收入(55.32%)、个人工作能力(25.81%)、工作条件(22.16%)、职称晋升机会(13.83%)。而下级医疗机构医务人员最希望得到进一步改善的方面,排在前四位的依次是:个人收入(81.81%),进修和培训机会(54.92%)、工作条件(48.87%)、个人工作能力(46.63%),说明无论是上级或下级医疗机构的医务人员都比较注重收入的提高,且下级医疗机构的医务人员更注重个人工作能力的发展。

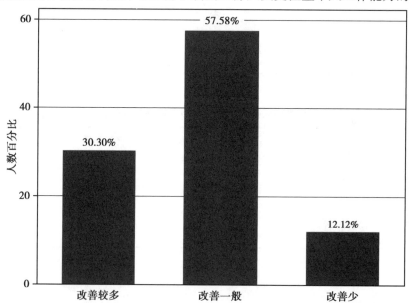

图 7-12　下级医疗机构医务人员对资源整合后其工作状况改善程度的看法

表 7-3　上级医疗机构医务人员认为可能影响工作状况改善的因素

	排位第一	排位第二	排位第三
工作强度增大	54.87%	5.21%	6.32%
工作时间增长	9.03%	36.72%	6.28%
职业风险增高	19.13%	18.29%	23.49%
收入未提高	8.69%	19.93%	20.83%
职称晋升竞争更激烈	3.21%	5.87%	10.01%
进修、培训机会较少	1.77%	8.81%	14.52%
个人工作能力提高不大	2.79%	5.17%	17.38%
其他	0.51%	0.00%	1.17%

二、医务人员在医疗服务体系资源整合中作用维度的划分

由于上级医疗机构在医疗服务体系中居于主导地位,对医疗服务体系资源整合的促进起到决定作用,因此,本研究主要以上级医疗机构为例分析医务人员在医疗服务体系资源整合中作用的维度。分析之前对该套问卷进行了信度和效度检验。信度[190]是指调研问卷反映医务人员对医疗服务体系资源整合能力评价的可靠程度。本研究采用了学术界普遍使用的内部一致性指数对问卷的信度进行检验[191],使用克朗巴赫 α 系数信度指标,利用 SPSS19.0 统计软件对收集的数据进行了计算,得到的 α = 0.802,超过了 0.70 的临界值,说明此问卷具有较高的内在信度。效度[192]指的是测定值与目标真实值的偏差大小,意在反映测量工具是否有效地测定到了它所打算测定的内容,由于本调查表中的题项是以往的相关文献及调查研究的综合,各条目的选择是建立在专家丰富的实践经验和理论基础之上的,保证了较好的内容效度[193]。

因此,基于前面理论基础提出的"医务人员认知行为理论模型",本研究从认知、行动、效果三个维度考虑,从调查表中选出 12 个与此相关的问题进行变量聚

类。12 个问题分别为：

V1 您是否了解医院之间签订合作协议、开展技术帮扶等资源整合的具体内容？

V2 您是否了解本医院患者转诊到社区服务中心/乡镇卫生院的具体程序？

V4 与开展医院合作、技术帮扶等资源整合工作之前相比，您认为本医院是否发生了变化？

V7 您是否到下级医院对其医生进行过培训？

V8 您觉得到下级医院开展培训对他们的帮助效果？

V10 您觉得到下级医院开展专题知识讲座对他们的帮助效果？

V11 您觉得到下级医院开展坐诊和开展专项手术，对他们的帮助效果？

V13 您是否向上级医院转诊过患者？

V14 您是否向下级医疗机构转诊过患者？

V15 您是否向同级（综合/专科）医院转诊过患者？

V16 您觉得双向转诊对本医院发展的帮助？

V17 您觉得本医院开展医院合作、技术帮扶等资源整合工作后您的工作状况改善了吗？

采用聚类方法中的组间连接和平方 Euclidean 距离对这 12 个变量进行聚类分析。通过形象直观的树状图来观察整个聚类过程和聚类效果。如图 7-13 所示。纳入进来的 12 个变量分为三类：

第一类：V4，V8，V10，V11，V16，V17

第二类：V7，V13，V14，V15

第三类：V1，V2

其中：第一类的指标都指向了效果，故将其定义为对效果的解释；

第二类的指标指向了医务人员的行动，将其定义为对行动的解释；

第三类的指标指向了医务人员的认知，将其定义为对认知的解释。

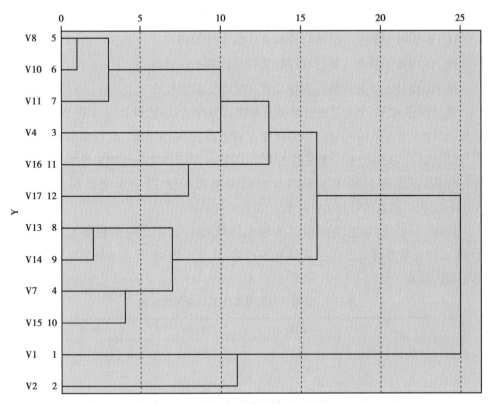

图 7-13　对 12 个指标系统聚类分析的树状聚类图

三、医务人员在医疗服务体系资源整合中作用维度的假设检验及机制模型构建

结合前面理论基础提出的"医务人员认知行为理论模型"以及以上聚类分析的结果来看,利用"认知—行动—效果"三维模式开展本研究,比较具备可操作性,由此,提出如下研究假设:

H_1:认知对于医务人员作用发挥有直接的正向影响;

H_2:行动对于医务人员作用发挥有直接的正向影响;

H_3:效果对于医务人员作用发挥有直接的正向影响。

认知、行动、效果除了直接影响医务人员的作用发挥外,是否通过它们之间的相互关系间接影响医务人员的作用发挥,有关这一问题学术界进行了广泛的讨论,

由此,提出如下研究假设:

H_4:认知对于医务人员的行动有直接的正向影响;

H_5:认知对于医务人员行动的效果有直接的正向影响;

H_6:行动对医务人员执行的效果有直接的正向影响。

通过前述对12个变量进行聚类分析将指标分为认知、行动和效果三个维度的结果,将每个维度下的问题回答的标化分值进行加和,算出认知、行动和效果的分值,然后进行相关性分析。相关性分析是指对两个或多个具备相关性的变量元素进行分析,从而衡量两个变量因素的相关密切程度[194]。本文采用非参数的Spearman 相关系数进行相关性检验。如表7-4 所示。

认知,行动,效果之间的相关性检验结果表明三者之间是相互关联的($P<0.001$),相关系数都大于0,表明认知—行动,认知—效果,行动—效果之间都是一个正向的联系。

表7-4　认知、行动、效果之间的相关性检验

	认知	行动	效果
认知	1		
行动	0.199	1	
效果	0.467	0.147	1

综合以上假设分析我们可以看出,认知不仅直接影响医务人员的作用发挥,而且还通过行动和效果间接影响医务人员作用的发挥;行动在直接影响医务人员作用发挥的同时,还通过效果间接影响医务人员的作用发挥;效果对于医务人员的作用发挥有直接的正向影响。由此,我们构建如图7-14 所示的医务人员作用发挥的机制模型。

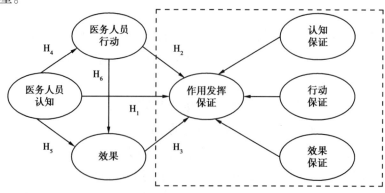

图 7-14　医务人员作用发挥的机制模型

四、医务人员在医疗服务体系资源整合中作用各维度的影响因素探讨

本研究利用 Mann-Whitney U 检验或 Kruskal-Wallis 检验对医务人员的性别、年龄、职称、文化程度等进行探讨。其中医务人员的年龄,我们将其划分为 4 个年龄组:18~25 岁、26~40 岁、41~60 岁、61 岁以上。医务人员的工作年限将其划分为 4 个工作年限组:10 年以下、10~20 年、20~30 年、30 年以上。

（一）认知的影响因素分析

不同性别的医务人员对医疗服务体系的资源整合的认知存在差异($P=0.002$)。不同性别的认知部分的评分均值分别为:男 4.36 分,女 3.97 分。说明男性医务人员对医疗服务体系的资源整合的认知比女性医务人员高。

年龄在医务人员的认知差异上有统计学意义($P=0.003$),说明不同年龄组的医务人员对医疗服务体系资源整合的认知程度存在差异。不同年龄组的认知部分的评分均值分别为:18~25 岁 3.69 分、26~40 岁 4.24 分、41~60 岁 3.93 分、61 岁以上 5.67 分。由于,61 岁以上的只有 3 人,可能会导致结果有偏倚。将 61 岁以上排除后再进行比较,结果仍然具有统计学意义($P=0.007$),说明,26~40 岁的医务人员对医疗服务体系资源整合认知比其它年龄组的高。

检验结果也表明,医院里不同职业的人对医疗服务体系资源整合的认知也是存在差异的($P=0.003$)。不同职业的医务人员的认知部分的评分均值分别为:执业(助理)医师 4.25 分、注册护士 3.84 分。说明医师对医疗服务体系资源整合的了解程度相对比护士要高。

工作年限($P=0.256$)、婚姻状况($P=0.148$)、文化程度($P=0.434$)、职称($P=0.202$)、所在科室($P=0.858$)、目前收入($P=0.087$)在医务人员的认知差异上经检验都没有统计学意义,因此,这些影响因素对医务人员的认知影响不大。

（二）行动的影响因素分析

不同性别的医务人员,在对医疗服务体系的资源整合的执行情况上存在差异($P=0.019$)。不同性别的行动部分的评分均值分别为:男 6.62 分,女 6.90 分。说明女性医务人员对医疗服务体系资源整合的配合度较高。

不同工作年限的医务人员之间对医疗服务体系的资源整合的执行情况上存在差异($P=0.033$)。不同工作年限的医务人员的行动部分的评分均值分别为:10 年以下 6.90 分、10~20 年 6.64 分、20~30 年 6.57 分、30 年以上 7.27 分。表明工作 30 年以上的医务人员对医疗服务体系的资源整合的行动力最好。

检验结果也表明,医院里不同职业的人对医疗服务体系资源整合的执行情况也是存在差异的($P=0.006$)。不同职业的医务人员的行动部分的评分均值分别为:执业(助理)医师 6.69 分、注册护士 7.00 分,但两者之间的分差只有 0.01。

婚姻状况($P=0.370$)、文化程度($P=0.054$)、职称($P=0.064$)、所在科室($P=0.884$)、目前收入($P=0.060$)、年龄($P=0.697$)在医务人员的行动力差异上经检验都没有统计学意义,说明这些影响因素对医务人员的行动力认知影响不大。

（三）效果的影响因素分析

不同年龄组的效果部分的评分均值分别为:18~25 岁 14.15 分、26~40 岁 13.93 分、41~60 岁 13.30 分、61 岁以上 15.00 分。在没有排除 61 岁以上的年龄组时,差异是没有统计学意义的($P=0.060$),在排除 61 岁以上的年龄组后进行比较,结果表明,医疗服务体系资源整合的执行效果在不同年龄上存在差异($P=0.039$)。说明,18~25 岁的医务人员对医疗服务体系资源整合的行动执行效果比其他年龄组好。

婚姻状况($P=0.927$)、文化程度($P=0.807$)、职称($P=0.480$)、所在科室($P=0.435$)、目前收入($P=0.997$)、性别($P=0.172$)、职业($P=0.134$)在医务人员的效果差异上经检验都没有统计学意义,因此,说明这些影响因素对医务人员的行动效果影响不大。

由于效果维度对医务人员作用发挥有直接的影响力,因此,接下来本研究将就效果维度能反映上级医疗机构自身相关情况变化的 3 个指标 V4、V6、V17 作为因变量 Y,并根据上述模型的原理选择 V1、V2、V3、V5、V7、V13、V14(含认知、行动)

作为 X,采用多分类 logistic 回归,分别对每个 Y 进行分析,具体讨论影响医疗服务体系资源整合实施效果的影响因素,以期能够对促进医疗服务体系资源整合提供有针对性的指导意见。

1.医疗机构变化程度的影响因素分析

这里是以 V4 为 Y,V1、V2、V3、V5、V7、V13、V14 为 X 构建模型。构建的模型中,伪决定系数 Nagelkerke 为 0.479,模型的拟合优度一般,但模型整体的显著性较好,P 值为 0.000,见表 7-5。模型的似然比检验结果表明,V1、V3、V5 显著性水平都比较高,P 值都小于 0.05。V2、V7、V13、V14 的 P 值都大于 0.05,没有统计学意义,见表 7-6。

表 7-5　模型 1 的拟合信息

模型	模型拟合标准	似然比检验		
	−2 倍对数似然值	卡方	*Df*	显著水平
仅截距	559.586			
最终	345.011	214.576	22	0.000

表 7-6　模型 1 的似然比检验

效应	模型拟合标准	似然比检验		
	简化后的模型的 −2 倍对数似然值	卡方	*Df*	显著水平
截距	345.011[a]	0.000	0	.
V1	368.467	23.456	4	0.000
V2	353.751	8.740	4	0.068
V3	392.736	47.725	4	0.000
V5	362.269	17.258	4	0.002
V7	346.979	1.968	2	0.374
V13	347.829	2.818	2	0.244
V14	350.797	5.786	2	0.055

a.参考类别是:没有发生什么变化

表 7-7 中共有两套 logistic 回归系数，分别针对"与开展医院合作、技术帮扶等资源整合工作之前相比，您认为本医院发生变化的程度如何"回答中的"感觉不明显"和"发生了明显变化"。"没有发生什么变化"作为因变量中的参考类别，其所有系数都是 0。

表 7-7 模型 1 的参数估计

V4		B	标准误	Wald	Df	显著水平	Exp(B)	Exp(B)的置信区间95%	
								下限	上限
感觉不明显	截距	35.223	1.142	950.924	1	0.000			
	[V1=1]	−17.504	0.576	923.588	1	0.000	2.500	8.084	7.730
	[V1=2]	−16.707	0.317	2773.416	1	0.000	5.547	2.979	1.033
	[V1=3]	0[b]	.	.	0	.	.	.	.
	[V2=1]	−1.092	0.897	1.482	1	0.223	0.336	0.058	1.946
	[V2=2]	−0.540	0.925	0.341	1	0.559	0.583	0.095	3.571
	[V2=3]	0[b]	.	.	0	.	.	.	.
	[V3=1]	−17.255	0.580	886.302	1	0.000	3.208	1.030	9.991
	[V3=2]	−16.010	0.332	2323.398	1	0.000	1.115	5.813	2.137
	[V3=3]	0[b]	.	.	0	.	.	.	.
	[V5=1]	1.456	0.646	5.069	1	0.024	4.287	1.207	15.220
	[V5=2]	0.808	0.571	1.999	1	0.157	2.243	0.732	6.872
	[V5=3]	0[b]	.	.	0	.	.	.	.
	[V7=1]	−0.528	0.658	0.643	1	0.423	0.590	0.163	2.142
	[V7=2]	0[b]	.	.	0	.	.	.	.
	[V13=1]	0.574	0.533	1.161	1	0.281	1.775	0.625	5.042
	[V13=2]	0[b]	.	.	0	.	.	.	.
	[V14=1]	−0.754	0.624	1.460	1	0.227	0.471	0.139	1.598
	[V14=2]	0[b]	.	.	0	.	.	.	.

续表

V4		B	标准误	Wald	Df	显著水平	Exp(B)	Exp(B)的置信区间 95%	
								下限	上限
发生了明显变化	截距	36.775	1.170	988.298	1	0.000			
	[V1=1]	−18.882	0.593	1012.280	1	0.000	6.304	1.970	2.017
	[V1=2]	−17.247	0.000	.	1	.	3.234	3.234	3.234
	[V1=3]	0^b	.	.	0	.	.	.	.
	[V2=1]	−1.947	0.958	4.131	1	0.042	0.143	0.022	0.933
	[V2=2]	−1.286	0.950	1.833	1	0.176	0.276	0.043	1.778
	[V2=3]	0^b	.	.	0	.	.	.	.
	[V3=1]	−18.839	0.560	1132.183	1	0.000	6.580	2.196	1.972
	[V3=2]	−17.930	0.000	.	1	.	1.633	1.633	1.633
	[V3=3]	0^b	.	.	0	.	.	.	.
	[V5=1]	2.188	0.774	7.988	1	0.005	8.917	1.956	40.664
	[V5=2]	0.666	0.723	0.849	1	0.357	1.947	0.472	8.038
	[V5=3]	0^b	.	.	0	.	.	.	.
	[V7=1]	−0.148	0.701	0.045	1	0.833	0.862	0.218	3.404
	[V7=2]	0^b	.	.	0	.	.	.	.
	[V13=1]	0.927	0.589	2.482	1	0.115	2.528	0.797	8.013
	[V13=2]	0^b	.	.	0	.	.	.	.
	[V14=1]	−1.416	0.685	4.272	1	0.039	0.243	0.063	0.929
	[V14=2]	0^b	.	.	0	.	.	.	.

b.因为此参数冗余，所以将其设为零

由显著水平一栏可见，两套系数中，V1=3（了解）与V1=1（不了解）和V1=2（一般）相比均有显著性差异（$P<0.001$）。V2=3（了解）与V2=1（不了解）相比在发生了明显变化中有显著差异，$P=0.042$。V1和V2是医务人员对医疗服务体系资源整合的认知情况，表明医务人员的认知会影响其感知到的医疗机构变化程度。V3=3（感觉明显）与V3=1（感觉不明显）和V3=2（一般）相比均有显著性差异（$P<0.001$），说明医院的推动力对医疗机构变化程度有显著地影响。V5=3（其他）

与 V5 = 1(建立了网络信息系统,实现信息共享)相比有显著差异(P<0.05),说明建立网络信息系统,实现信息共享有助于促进医疗机构的变化。V7 = 2(否)与 V7 = 1(是)相比没有差异(P>0.05)。V13 = 2(否)与 V13 = 1(是)相比没有差异(P>0.05)。V14 = 2(否)与 V14 = 1(是)相比在发生了明显变化中有显著差异,P = 0.039,说明医院人员下转患者的行为更能带来医疗机构的变化,这也是医务人员行动力的一个表现,从侧面说明了医务人员积极的行动力对医疗机构变化有积极的影响。

综上所述,医务人员的认知、医务人员的行动、医院的积极推动并建立网络信息系统,实现信息共享对医疗机构的变化存在积极影响。

2.医疗机构存在问题缓解程度的影响因素分析

该处以 V6 为 Y,V1,V2,V3,V5,V7,V13,V14 为 X 构建模型。构建的模型中,伪决定系数 Nagelkerke 为 0.445,模型的拟合优度一般,但是模型整体的显著性较好,P 值为 0.000,见表 7-8。表 7-9 模型的似然比检验结果表明,V1,V3,V5,V7,V14 显著性水平都比较高,P 值均<0.05。V2,V13 的 P 值均>0.05,没有统计学意义。

表 7-8　模型 2 的拟合信息

模型	模型拟合标准	似然比检验		
	−2 倍对数似然值	卡方	Df	显著水平
仅截距	423.134			
最终	260.213	162.921	22	0.000

表 7-9　模型 2 的似然比检验

效应	模型拟合标准	似然比检验		
	简化后的模型的 −2 倍对数似然值	卡方	Df	显著水平
截距	260.213[a]	0.000	0	.
V1	270.997	10.784	4	0.029
V2	267.753	7.540	4	0.110
V3	310.774	50.560	4	0.000
V5	277.247	17.034	4	0.002
V7	270.303	10.090	2	0.006
V13	263.128	2.914	2	0.233
V14	276.958	16.745	2	0.000

a.参考类别是:没有作用

　　表 7-10 中的两套 logistic 回归系数,分别针对"您认为通过医院合作、技术帮扶等资源整合工作,能缓解目前本医院存在的主要问题的程度"回答中的"作用明显"和"只能解决一部分"。"没有作用"作为因变量中的参考类别,其所有系数都是 0。

表 7-10　模型 2 的参数估计

V6		B	标准误	$Wald$	Df	显著水平	$Exp(B)$	$Exp(B)$ 的置信区间 95%	
								下限	上限
	截距	3.728	1.336	7.792	1	0.005			
	[V1=1]	−2.524	1.144	4.872	1	0.027	0.080	0.009	0.754
	[V1=2]	−2.048	1.101	3.462	1	0.063	0.129	0.015	1.115
	[V1=3]	0[b]	.	.	0	.	.	.	.
	[V2=1]	0.223	0.769	0.084	1	0.772	1.250	0.277	5.642
	[V2=2]	0.113	0.706	0.025	1	0.873	1.119	0.280	4.467
	[V2=3]	0[b]	.	.	0	.	.	.	.
	[V3=1]	−1.238	0.861	2.068	1	0.150	0.290	0.054	1.568
只能解	[V3=2]	0.467	0.752	0.386	1	0.534	1.595	0.366	6.962
决一	[V3=3]	0[b]	.	.	0	.	.	.	.
部分	[V5=1]	2.701	0.761	12.607	1	0.000	14.901	3.354	66.194
	[V5=2]	0.807	0.556	2.105	1	0.147	2.241	0.753	6.664
	[V5=3]	0[b]	.	.	0	.	.	.	.
	[V7=1]	1.531	0.860	3.170	1	0.075	4.622	0.857	24.935
	[V7=2]	0[b]	.	.	0	.	.	.	.
	[V13=1]	0.655	0.581	1.272	1	0.259	1.925	0.617	6.010
	[V13=2]	0[b]	.	.	0	.	.	.	.
	[V14=1]	−2.391	0.666	12.889	1	0.000	0.092	0.025	0.338
	[V14=2]	0[b]	.	.	0	.	.	.	.

续表

V6		B	标准误	Wald	Df	显著水平	$Exp(B)$	$Exp(B)$ 的置信区间 95%	
								下限	上限
	截距	3.167	1.593	3.952	1	0.047			
	［V1＝1］	−3.519	1.310	7.216	1	0.007	0.030	0.002	0.386
	［V1＝2］	−2.560	1.165	4.827	1	0.028	0.077	0.008	0.759
	［V1＝3］	0^b	.	.	0	.	.	.	.
	［V2＝1］	1.282	1.025	1.566	1	0.211	3.606	0.484	26.873
	［V2＝2］	−0.629	0.849	0.549	1	0.459	0.533	0.101	2.814
	［V2＝3］	0^b	.	.	0	.	.	.	.
	［V3＝1］	−3.687	1.071	11.850	1	0.001	0.025	0.003	0.204
	［V3＝2］	−2.257	0.874	6.660	1	0.010	0.105	0.019	0.581
作用明显	［V3＝3］	0^b	.	.	0	.	.	.	.
	［V5＝1］	2.974	1.135	6.862	1	0.009	19.567	2.114	181.069
	［V5＝2］	1.138	1.023	1.238	1	0.266	3.121	0.420	23.189
	［V5＝3］	0^b	.	.	0	.	.	.	.
	［V7＝1］	2.429	0.926	6.879	1	0.009	11.348	1.847	69.701
	［V7＝2］	0^b	.	.	0	.	.	.	.
	［V13＝1］	0.071	0.709	0.010	1	0.920	1.074	.267	4.311
	［V13＝2］	0^b	.	.	0	.	.	.	.
	［V14＝1］	−1.654	0.788	4.408	1	0.036	0.191	0.041	0.896
	［V14＝2］	0^b	.	.	0	.	.	.	.

b.因为此参数冗余,所以将其设为零

由显著水平一栏可见,两套系数中,V1＝3(了解)与V1＝1(不了解)相比有显著差异($P<0.05$);V1＝3(了解)与V1＝2(一般)相比在作用明显中有显著性差异($P＝0.028$),说明医务人员对医院之间签订合作协议、开展技术帮扶等资源整合的具体内容的认知程度会对其感知到的医疗机构存在问题的缓解程度有一定的影响。V2＝3(了解)与V2＝1(不了解)和V2＝2(一般)相比没有显著差异,$P>0.05$。V3＝3(感觉明显)与V3＝1(感觉不明显)和V3＝2(一般)相比在作用明显中有显著性差异($P<0.05$),说明医院对医疗服务体系资源整合内容的推动有助于缓解医疗机构存在问题。V5＝3(其他)与V5＝1(建立了网络信息系统,实现信息共享)相比均有显著差异($P<0.05$),说明与其他改变相比,建立网络信息系统,实现信息共

享更能促进医疗机构存在问题缓解。V7=2(否)与 V7=1(是)相比在作用明显中有显著差异($P=0.009$)。V13=2(否)与 V13=1(是)相比没有差异($P>0.05$)。V14=2(否)与 V14=1(是)相比差异显著,$P<0.05$。V7 和 V14 都是反映医务人员行动的方面,说明医务人员行动的执行对医疗机构存在问题的缓解程度有显著的影响。

综上所述,医务人员的认知、医务人员的行动、医院的积极推动以及建立网络信息系统实现信息共享对医疗机构存在问题的缓解程度存在正向影响。

3.医务人员工作状况改善程度

以 V17 为 Y,V1、V2、V3、V5、V7、V13、V14 为 X 构建模型。构建的模型中,伪决定系数 Nagelkerke 为 0.427,模型的拟合优度一般,但是模型整体的显著性较好,P 值为 0.000,见表 7-11。表 7-12 模型的似然比检验结果表明,V3、V7、V13、V14 显著性水平都比较高,P 值均<0.05。V1、V2、V5 的 P 值均>0.05,没有统计学意义。

表 7-11　模型 3 的拟合信息

模型	模型拟合标准	似然比检验		
	−2 倍对数似然值	卡方	Df	显著水平
仅截距	568.508			
最终	381.362	187.146	22	0.000

表 7-12　模型 3 的似然比检验

效应	模型拟合标准	似然比检验		
	简化后的模型的 −2 倍对数似然值	卡方	Df	显著水平
截距	381.362[a]	0.000	0	.
V1	387.895	6.533	4	0.163
V2	388.584	7.222	4	0.125
V3	423.879	42.517	4	0.000
V5	387.378	6.017	4	0.198
V7	391.135	9.774	2	0.008
V13	397.049	15.688	2	0.000
V14	392.758	11.396	2	0.003

a.参考类别是:改善少

表 7-13 中的两套 logistic 回归系数,分别针对"您觉得本医院开展医院合作、技术帮扶等资源整合工作后您的工作状况改善的程度如何"回答中的"改善较多"和"改善一般"。"改善少"作为因变量中的参考类别,其所有系数都是 0。

表 7-13　模型 3 的参数估计

V17		B	标准误	Wald	Df	显著水平	Exp(B)	Exp(B)的置信区间95%	
								下限	上限
	截距	1.075	0.748	2.062	1	0.151			
	[V1=1]	−0.845	0.561	2.266	1	0.132	0.429	0.143	1.291
	[V1=2]	−0.309	0.530	0.340	1	0.560	0.734	0.260	2.076
	[V1=3]	0^b	.	.	0	.	.	.	.
	[V2=1]	−0.010	0.543	0.000	1	0.985	0.990	0.341	2.871
	[V2=2]	0.405	0.495	0.671	1	0.413	1.500	0.569	3.954
	[V2=3]	0^b	.	.	0	.	.	.	.
	[V3=1]	−1.005	0.622	2.610	1	0.106	0.366	0.108	1.239
	[V3=2]	0.363	0.578	0.394	1	0.530	1.437	0.463	4.459
改善一般	[V3=3]	0^b	.	.	0	.	.	.	.
	[V5=1]	0.848	0.515	2.710	1	0.100	2.335	0.851	6.410
	[V5=2]	0.702	0.500	1.973	1	0.160	2.018	0.758	5.374
	[V5=3]	0^b	.	.	0	.	.	.	.
	[V7=1]	0.347	0.535	0.421	1	0.517	1.415	0.496	4.041
	[V7=2]	0^b	.	.	0	.	.	.	.
	[V13=1]	0.759	0.395	3.694	1	0.055	2.136	0.985	4.630
	[V13=2]	0^b	.	.	0	.	.	.	.
	[V14=1]	−0.588	0.463	1.614	1	0.204	0.555	0.224	1.376
	[V14=2]	0^b	.	.	0	.	.	.	.

续表

V17		B	标准误	Wald	Df	显著水平	Exp(B)	Exp(B)的置信区间95%	
								下限	上限
	截距	1.479	0.910	2.641	1	0.104			
	[V1=1]	−1.494	0.710	4.421	1	0.035	0.225	0.056	0.904
	[V1=2]	−0.187	0.581	0.104	1	0.748	0.829	0.265	2.592
	[V1=3]	0^b	.	.	0	.	.	.	.
	[V2=1]	−0.835	0.706	1.399	1	0.237	0.434	0.109	1.731
	[V2=2]	−0.487	0.551	0.783	1	0.376	0.614	0.209	1.808
	[V2=3]	0^b	.	.	0	.	.	.	.
	[V3=1]	−2.620	0.714	13.473	1	0.000	0.073	0.018	0.295
	[V3=2]	−1.310	0.601	4.751	1	0.029	0.270	0.083	0.876
改善较多	[V3=3]	0^b	.	.	0	.	.	.	.
	[V5=1]	1.356	0.732	3.431	1	0.064	3.882	0.924	16.309
	[V5=2]	0.711	0.734	0.938	1	0.333	2.036	0.483	8.587
	[V5=3]	0^b	.	.	0	.	.	.	.
	[V7=1]	1.269	0.572	4.923	1	0.027	3.558	1.160	10.917
	[V7=2]	0^b	.	.	0	.	.	.	.
	[V13=1]	−0.603	0.506	1.421	1	0.233	0.547	0.203	1.475
	[V13=2]	0^b	.	.	0	.	.	.	.
	[V14=1]	0.665	0.549	1.470	1	0.225	1.945	0.663	5.703
	[V14=2]	0^b	.	.	0	.	.	.	.

b.因为此参数冗余,所以将其设为零

由显著水平一栏可见,两套系数中,V1=3(了解)与V1=1(不了解)相比在改善较多中有显著差异(P=0.035),说明医务人员对医院之间签订合作协议、开展技术帮扶等资源整合的具体内容的认知程度会影响其对工作状况改善的看法。V2=3(了解)与V2=1(不了解)和V2=2(一般)相比没有显著差异,P>0.05。V3=3(感觉明显)与V3=1(感觉不明显)和V3=2(一般)相比在改善较多中有显著性差异(P<0.05),说明医院主动推进病人向下转诊的工作对医务人员工作状况改善起

到一个积极的作用。V5 = 3(其他)与 V5 = 1(建立了网络信息系统,实现信息共享)和 V5 = 2(医疗设备检查结果互认)相比均没有差异($P>0.05$)。V7 = 2(否)与 V7 = 1(是)相比在改善较多中有显著差异($P = 0.027$)。V13 = 2(否)与 V13 = 1(是)相比没有差异($P>0.05$)。V14 = 2(否)与 V14 = 1(是)相比没有差异($P>0.05$),说明到下级医疗机构对其医生进行培训对上级医疗机构医务人员的工作状况改善也会产生一定的积极影响[195],有助于锻炼技术能力水平,也有助于提高职称晋升的机会,从而提高医疗服务体系资源整合的认同和配合度。

第八章　医疗机构管理者在医疗服务体系资源整合中的作用分析

随着社会经济的不断发展,科学的管理所带来的必定是组织绩效提高,因此,越来越多的人认识到管理的重要性。管理就是要创造一种组织环境,在这个环境中,个体为达到共同目标而齐心协力、协同工作,而管理者作为组织者和领导者,管理出成果、出效益,核心就是"管理"。管理者在团队中的影响力不可小视,所谓"强将手下无弱兵",管理者的风格、价值观会会直接影响到员工的工作积极性,从而影响组织目标的实现。

因此,医疗机构管理者作为医疗机构的领头羊,要充分发挥其前瞻、宏观、全局的把握和控制作用,要从大局出发谋划医院的发展战略,在全面了解内外部环境的基础上,制定机构内部的运行和保障措施,激发医务人员的工作积极性,通过提高对医疗服务体系资源整合的重视度,实现医院的长远发展。

一、医疗机构管理者作用重视的主题维度的确定

绝大多数的定性分析方法,其资料的整理都是从确定分析主题这一关键步骤开始的,在这一步骤完成之后再对资料进行标记、分类和比较[196]。在对选中的资料进行阅读的时候,应该关注于此过程中体现出的主题和相关概念,这些关键信息通常可以反映出研究对象的观点、态度、行为和动机;再明确了这些主题之后,就需要结合调查目的并利用它们制订出主题的框架。本研究运用"主题框架法"对收集到的访谈资料进行医疗机构管理者医疗服务体系资源整合重视度分析。

在对收集到的访谈资料进行反复研读的基础之上,本研究发现材料里包含的

内容大致涉及以下几个主题,包括:(1)整合的前提;(2)整合的过程实施;(3)整合的实施结果。然后结合本研究的研究目的及调查表中涉及的相关要点,将与目的相关的主题列出,形成一个包含主题和分主题的列表,具体情况见表8-1。

表8-1　主题一　整合的前提

1 整合的前提
1.1 硬件、软件兼具
1.2 硬件、软件基本具备
1.3 硬件、软件部分具备

备注:本研究规定如果"整合的前提"下的四个维度均满足就认为是 1.1 硬件、软件兼具;如果只满足三个维度,就认为是 1.2 硬件、软件基本具备;如果只满足二个或者一个维度就认为是 1.3 硬件软件部分具备。

二、医疗机构管理者重视的各主题内容的梳理

(一)标记医疗机构管理者阐述的主题内容

在主题框架初步建立后,将其运用于原始收集的资料进行标记。标记可以使用文字或者代码。见表8-2。

表8-2　主题一　整合的前提的标记

对象代码	原始访谈材料	分主题
管理者1	政策保障尚未建立;互联互通的网络信息系统数据库尚未建立;下派人员都是本科及中级以上(年资较老的除外);有远程会诊设备	1.3 硬件、软件部分具备
管理者2	政策保障基本具备;目前的信息化还处于表浅层面;下派人员都是本科及中级以上;有远程会诊设备,配备了双向转诊相关设备	1.2 硬件、软件基本具备
管理者3	政策保障基本建立;目前还不能实现信息共享;下派人员都是本科及中级以上;有电话进行转诊联系,并配有医疗救护车的设备,有远程会诊的设备	1.2 硬件、软件基本具备
管理者4	政策保障部分建立;没有建立起网络信息的共享;有一辆救护车,用电话进行转诊的沟通	1.3 硬件、软件部分具备

续表

对象代码	原始访谈材料	分主题
管理者 5	政策保障部分建立;目前还没有联网;目前的转诊还是通过电话,上级医院过来接病人,心电图这块可以实现远程会诊	1.3 硬件、软件部分具备
管理者 6	政策保障基本全具备;目前建立了一个医院社区间共享且可以对接的信息平台;下派人员为中高级职称,技术骨干;通过电话,住院病人转诊医院安排免费接送,设有远程会诊设备	1.1 硬件、软件兼具
管理者 7	建立和完善双向转诊制度和流程;已经与五医院建立了互联互通;与五医院建立了远程会诊,打电话,医院有 120 免费来转诊病人,中心配备有健康快车	1.1 硬件、软件兼具
管理者 8	政策保障基本建立;信息互动平台尚未建立;医院间信息联络相关设备配备齐全,无远程会诊设备	1.2 硬件、软件基本具备
管理者 9	政策保障全部建立;目前信息化的平台还没有建立起来;下派人员均是本科及中级以上;通过电话,区医院派 120 下去乡镇卫生院接送病人	1.2 硬件、软件基本具备
管理者 10	政策保障基本建立;还未实现信息的互联互通;人民医院有 120 专车接送转诊病人	1.2 硬件、软件基本具备
管理者 11	制定科学、规范的转诊审批流程;还不能与合作的乡镇卫生院实现信息共享;下派人员均是本科及中级以上;转诊通过电话联系,120 进行运送,有远程会诊设备	1.2 硬件、软件基本具备
管理者 12	与区医院签署战略合作协议,目前还在商讨方案	1.3 硬件、软件部分具备
管理者 13	政策保障小部分建立;未实现互联互通;目前有社区办、社会服务部、医务部三个部门的 3 人进行转诊联络管理;通过电话进行联络	1.3 硬件、软件部分具备
管理者 14	政策保障少部分建立;广西的信息化目前还不行;主要通过电话,电脑可以实现零散信息的传递	1.3 硬件、软件部分具备
管理者 15	政策保障部分建立;网络的互通现在还没有达到;有 3 人负责转诊的联络;主要通过电话联系,没有远程会诊设备的配备	1.2 硬件、软件基本具备

（二）对医疗机构管理者阐述的主题内容进行归类

完成上一步骤后,即开始对收集的资料进行归类。将内容相近或相似的材料整理放在一类,资料归类能够使我们在分析的时候专注于每一个分析主题,从而将资料间的差别和细节一一呈现出来,且尽量忠实于表述者的原话。见表 8-3。

表 8-3　主题一　整合的前提的归类

对象	整合的前提(总主题)		
	硬件、软件兼具 (分主题)	硬件、软件基本具备 (分主题)	硬件、软件部分具备 (分主题)
管理者 1			①尚未建立;②尚未建立;③年资较老的除外;④有远程会诊设备
管理者 2		①基本具备;②仍处于表浅层面;③满足;④已配备,且有远程会诊设备	
管理者 3		①基本建立;②目前仍未实现;③满足;④电话联络,并配有医疗救护车等设备,有远程会诊设备	
管理者 4			①部分建立;②没有建立;④配有一辆救护车,采用电话进行转诊沟通
管理者 5			①部分建立;②仍未实现;④目前转诊通过电话沟通,上级医院负责接病人,心电图可以实现远程会诊
管理者 6	①基本具备;②具备医院社区间对接的信息平台;③下派人员为中高级职称;④电话沟通,转诊医院免费接送,设有远程会诊设备		
管理者 7	①建立了双向转诊制度和流程;②已与五医院建立了信息互联互通;④已建立远程会诊,电话沟通,医院派免费120来转诊病人,中心配备有健康快车		

续表

对象	整合的前提（总主题）		
	硬件、软件兼具 （分主题）	硬件、软件基本具备 （分主题）	硬件、软件部分具备 （分主题）
管理者 8		①基本建立；②尚未建立；④相关设备配备齐全，无远程会诊设备	
管理者 9		①全部建立；②尚未建立；③满足；④电话沟通，区医院会派 120 去乡镇卫生院免费接病人	
管理者 10		①基本建立；②仍未实现；④人民医院有 120 专车接送转诊病人	
管理者 11		①采取科学、规范的转诊审批流程；②还未能实现信息共享；③满足；④通过电话进行沟通，120 运送，有远程会诊设备	
管理者 12			①与区医院签署战略合作协议，目前在商讨方案当中
管理者 13			①少部分已建立；②仍未实现互联互通；③目前有 3 人进行转诊联络；④通过电话进行联络
管理者 14			①少部分已建立；②目前还未实现互联互通；④通过电话沟通，信息的传递呈现碎片化状态
管理者 15		①部分已建立；②目前仍未建立；③有 3 人负责转诊的联络；④通过电话联系，没有远程会诊设备	

备注：①政策支持保障；②互联互通信息网络；③下派人员都是本科及中级以上及提供转诊联络的人数；④互通联络设备。

（三）医疗机构管理者对医疗服务体系资源整合重视度分析

采取描述性分析的方法对资料进行分析。

由表 8-4、表 8-5 的分析可以看出，几位管理者虽然都反映的是"整合的前提"这个主题，但是他们的看法和态度不太一致。大致分为两类：一类管理者表现出对"整合的前提"的建立持有肯定态度，且怀有无限的憧憬和希望，并愿意为之付出努力，比较重视。比如，有些医院管理者明确表示"该维度指标的建立是很重要，对后续过程实施指标的开展提供了必要的前提和保证"。通过访谈还发现，部分医院管理者认为"建立规范的双向转诊制度"应作为政策支持保障的核心；某些医院管理者认为"配备专职的提供转诊联络的人员"对规范转诊程序很重要，并有部分医院已经配备了相应的人员进行病人的转诊工作；绝大多数医院管理者已经意识到了"信息网络"的建设是医院实现资源整合与服务体系协同的重要前提，是未来发展的趋势。但也有管理者表现得相对被动，不够重视。

表 8-4　主题一　整合的前提的分析（1）

对象	整合的前提（总主题）	
	硬件、软件基本具备（分主题）	
	内容	类别
管理者 2	②如果将来能建立互联互通信息网络能推进整合	有整合的主动性，且有这种期望
管理者 3	①目前还未建立与整合与协作相配套的监督考核机制，将来准备开展	有整合的主动性，且有这种期望
管理者 9	①成立了医联体办公室对下派医务人员进行定期考核；③有 5 人负责转诊联络	有整合的主动性，且有这种期望
管理者 11	①采取规范的转诊审批流程，实行统一的转诊单	有整合的主动性，且有这种期望
管理者 10	③无专人负责转诊联络；④人民医院有 120 专车接送转诊病人	对整合相对被动

备注：①政策支持保障；②互联互通信息网络；③下派人员都是本科及中级以上及提供转诊联络的人数；④互通联络设备。

表 8-5　主题一　整合的前提的分析（2）

对象	整合的前提（总主题）	
	硬件、软件部分具备（分主题）	
	内容	类别
管理者 1	①如果将来成立医联体，可以签订双向转诊协议，我认为政策配套很重要	对整合持肯定态度，充满希望
管理者 4	②期望未来能建立完善的网络信息共享机制	对整合持肯定态度，充满希望
管理者 13	③社区办、社会服务部、医务部三个部门共有 3 人负责转诊的联络	对整合持肯定态度，充满希望
管理者 14	②信息化很重要，将来一定要实现互联互通	对整合持肯定态度，充满希望
管理者 5	③无专人负责转诊，目前采取首诊负责制；④上级医院负责接病人	对整合态度被动

备注：①政策支持保障；②互联互通信息网络；③下派人员都是本科及中级以上及提供转诊联络的人数；④互通联络设备。

"整合的过程实施"主题的具体操作步骤同上，将直接阐述分析的结果，分主题的划分见表 8-6，具体的分析见表 8-7。

可以得出：虽然几位医疗机构的管理者反映的都是"整合的过程实施"这个主题，但看法及行为态度有所区别。结果大概可以将其划分为两类：一类医疗机构管理者对"整合的过程实施"的态度相对比较积极，比较重视。比如，一些医院规定"职称晋升与到下级医疗机构服务挂钩""晋升中级或副高级以上职称前到下级医疗机构服务半年""定期派医生坐诊、培训、查房、会诊、手术"；通过深入访谈有医疗机构管理者指出"鉴于同级医院的会诊极少，可以尝试开展医联体内的会诊制度"。另一类医疗机构管理者对"整合的过程实施"的态度相对消极，不够重视。通过访谈发现，有的医疗机构管理者认为"该地区的下级医疗机构的诊疗水平不高，发展的速度非常缓慢，所以进行技术支持没有必要"，存在对其进行帮助也意义不大的思想。

表 8-6　主题二　整合的过程实施

2 整合的过程实施
2.1 服务时间长、开展程度高
2.2 服务时间较长、开展程度较高
2.3 服务时间短、开展程度低

备注："整合的过程实施"主题包括以上三个分主题。

表8-7　主题二　整合的过程实施的分析

对象	整合的过程实施(总主题) 服务时间较长/短、开展程度较高/低(分主题)	
	内容	类别
管理者3	①上级医院医生职称晋升与到下级医疗机构服务挂钩,时间一般是1~2年;②上级医院会派医生到社区讲座,10次/年;医院开展培训较多;医院会根据中心需要接受其人员进修	整合的积极性相对较高
管理者9	①上级医院医生晋升中级或副高级以上职称前需要到下级医疗机构服务半年;②上级医院定期派医生到下级医疗机构坐诊、培训、查房、会诊、手术	整合的积极性相对较高
管理者2	①上级医院医生晋升副高级职称前必须到乡镇卫生院坐诊,时间不到1年;②上级医院不定期地派医生到下级医疗机构查房、坐诊	整合的主动性稍差
管理者11	②截至到目前,还未下派过医生到卫生院坐诊,只采取了下派医务人员到乡镇卫生院做健康宣传的方式	整合的主动性稍差

备注:①服务开展时间长短;②整合开展程度高低。

　　根据本研究实际调研的情况发现,由于各地开始医疗服务体系资源整合的时间不同,进度也不一致,且前述的"整合的前提"保障及"过程实施"的不同,导致资源整合的"实施结果"也存在很大差异。通过各医疗机构管理者现场反映的情况来看:①在合作的医疗机构方面,由于卫生行政部门的政策推动,各上级医院也都不同程度的与下级医疗机构开展了纵向合作关系,一种是相对紧密型,另一种是相对松散型。合作的机构数一般都在5家以上,多的能达到10多家,但大多数以松散型为主。②从本医院的服务效率的情况来看,有些服务体系资源整合开展效果好的医疗机构出现了病床周转率逐年升高、平均住院日逐年下降的趋势,有部门管理者表示"我们会给医联体的医院管理者灌输患者住院的费用主要产生在前7天,到后面在住在医院只会耗费医院的资源,使需要的住院的人住不进来的思想",这将有利于我国医疗服务体系资源整合的促进。③从医院对服务体系贡献能力的指标实际情况来看,很多医疗机构的管理者表示,他们未就上级医院来帮助开展的新技术、新业务的指标进行专门统计,因此本机构的能力到底是否提升,提升多少,都无从得知,当然也有些管理者表示"从长远来看,该块指标最能体现一个医院的综合能力的变化,很重要"。通过访谈还发现,有管理者这样表示"目前上级机构还没有要求统计",从此可以看出某些下级医疗机构的管理者的思想还相对被动,医疗服务体系建设的思想还不强。④从双向转诊的结果来看,医疗机构管理者反映的实际情况是"上转容易,下转较难",从实际的指标反映情况来看,很多医疗机构未就下转病人的数量进行统计,工作重视程度不够,而有些地区的相关部门也对此作出了相应的规定,要达到"3∶1"。从各位医疗机构管理者对医联体意义的观点来看,绝大部分管理者认识到了医疗服务体系资源整合的重要性,有管理者表示"如果医联体抓得好是会很有效果的,医联体是以区域为中心,分流就比较现实了",有个别管理者提出"希望今后形成紧密型合作,实现人财物统一,设备共享,必然能受益"。

第九章 医疗服务体系资源整合战略流程概念模型构建

本研究将基于医疗服务体系资源整合战略流程概念模型,进行相应评价指标体系的建立,从整合的前提、过程的实施、实施的结果三方面对医疗服务体系资源整合的全过程进行保障,以期为政策的制定者提供参考。

医疗服务体系资源整合战略管理的实现是现代医院发展的航向标和助推器。明晰的医疗服务体系资源整合战略将为医疗机构管理者和医务人员指明医疗机构发展的方向,制定科学合理、清晰有效的医疗服务体系资源整合战略流程管理模型将为医疗服务体系资源整合评价指标体系的建立提供重要的参考依据。IDEF0(Integration Definition For Function Modeling)方法是以结构化分析和设计技术(Structured Analysis and Design Technique,SADT)为基础发展起来的一种系统菜单式表达工具[197]。用图形化与结构化的方式严谨地将一个系统的功能、信息和对象间的相关性表示出来,让使用者通过图形便可清楚地了解、掌握系统的运作方式,以及实现功能所需的各项资源,并为系统建构者与使用者提供一种交流与讨论的一致性标准化语言。可见,IDEF0法能为医疗机构战略流程管理的描述提供新的思路。

一、医疗服务体系资源整合主要概念的内涵与界定

(一)体系

泛指一定范围内或同类的事物按照一定的秩序和内部联系组合而成的整体,

是由不同系统组成的。

（二）医疗服务体系

医疗服务体系是为满足广大人民群众对医疗卫生服务多层次需求而在一定区域设置的各种医疗服务机构组成的网状系统[198]。按人们对医疗卫生服务需求不同情况,可分为:门诊、住院、急救、保健(康复)医疗服务网络。

医疗服务体系由医院急救医疗服务体系和医院医疗服务体系为主线构成[199]。本研究主要围绕着医院医疗服务体系进行阐述。随着医学的不断进步,人民卫生服务需求的不断变化和提高,医学模式的不断调整,近几年的医疗服务体系已转变成以治疗常见病、多发病为主的社区卫生服务网络和以诊断、治疗疑难重症为核心任务的区域医疗中心构成,并在国家统一的宏观调控和市场调节下,为老百姓提供方便、合理服务的新型医院体系。

（三）医疗服务体系整合

医疗服务体系整合有广义与狭义的区别。但本研究这里所指的医疗服务体系整合就主要是指上、下级医疗服务机构之间的资源整合。其实,早在20世纪90年代,美国便开始出现了整合型的医疗服务体系(Integrated Delivery Systems, IDSs)[200]。该医疗服务体系是不同类型、不同级别的医疗卫生机构,通过医务人员间的活动与协作,并通过结盟或者拥有等一系列形式进行机构间的协调整合,最终将安全、优质、高效、无缝隙的一体化健康相关服务提供给服务对象。利特(Leatt)[201]对医疗服务体系也进行了界定。他认为医疗服务体系整合最终应该建立一个现代的、高效运转的体系,它的特征是在初级卫生保健、家庭保健、医院、公共卫生、社会福利机构和其他与健康紧密相关的服务机构之间建立密切的协作关系。

有些研究者也称"医疗服务体系整合"为"整合医疗服务体系",或简称为"整合医疗"。其中一些研究者指出:"整合医疗是一个服务网络,它将各个层次的供方联系起来,并且有组织、可协调、相互协作,最终实现为患者或者居民提供统一的、协调配合的、纵向的、连续一致的医疗服务的目标,不仅为病人的健康状况负责,而且负有控制成本的责任[202]。"

另一些研究者将"整合医疗"认识为:"为了达到消除医疗服务之间出现的零

散和割裂现象,不同级别与不同层次的医疗机构在不同服务类别上实现某种程度的整合,构建起协调的管理形式,以方便为群众提供连续、整体的、一体化的医疗服务[203]。"

WHO界定"整合医疗"的定义为:"整合服务的管理和组织,为居民提供其容易接受和愿意接受的卫生服务,要使得服务的支出在可控范围之内,最终服务的效果能取得预期的健康收益,整合的范围主要包括卫生机构、服务的提供者、服务的消费者等不同层次的参与者[204]。"

综合以上概念进行分析,不同的研究者关注的"整合医疗"的侧重点是不同的,都是各自的角度出发进行总结。结合以上列举的不同概念,在此基础上本研究提出了"医疗服务体系资源整合"的概念:通过不同层级的医疗机构之间的技术、功能和服务等各种形式的有效联结,使得各级医疗机构相互之间建立起连接、联合和合作的关系。通过双向转诊制度的有效建立,实现不同级别医疗机构之间的病源合理、有序的流动(疑难重症病人转诊上级医疗机构,康复期病人转诊下级医疗机构),以达到不同级别的医疗机构相互协作以实现卫生服务体系资源整合及协调发展,能够向居民提连续性、整合性的卫生保健服务,以使其达到最佳的健康状态。"医疗服务体系资源整合"的促进和实现需要在不同层级的医疗机构的计划层面、组织层面、实施层面等环节设计出一整套的方案和模式,具体包括政策的保障、信息的互动、互通联络设备的配备、人才的流动(上级医疗机构到下级医疗机构指导;下级机构去上级机构进修)等来保证实现,最后可以通过上级医疗机构与下级医疗机构资源整合的结果指标的变化来进行反映。最终服务体系内的合作使双方都得到发展,服务体系的效率实现最大化。

二、构建医疗服务体系资源整合顶层设计模型

采用IDEF0建模法构建医疗服务体系资源整合战略流程概念模型,从全局角度对医疗服务体系资源整合战略流程管理做出清晰规范的描述。

该模型的外部入口是预期的目标和计划,模型讨论的问题是如何通过PDCA循环,统合各方资源完成战略流程管理的全过程,最终实现医疗服务体系资源整合的目标。该模型采用图形化与结构化的方法将医疗服务体系资源整合的功能、信息和对象间的相互关系规范地表示出来,自上向下逐层构建IDEF0功能模型,让医

院管理者和执行者通过模型便可清楚地理解系统的运行模式,并了解实现功能所需的各项资源,为他们提供了沟通与交流的一致性标准化语言,见图9-1。

(一)医疗服务体系资源整合战略流程的开发程序

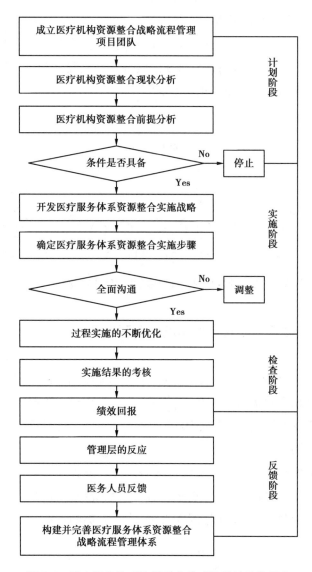

图9-1 医疗服务体系资源整合战略流程的开发程序

（二）医疗服务体系资源整合战略流程的开发过程节点

用 PDCA 循环圈构建医疗服务体系资源整合战略流程管理的开发过程是一个复杂的过程，涉及多个部门及众多参与人员。对这种复杂过程建立 IDEF0 模型要做分类，第一层阶段分类情况为 A0，第二层节点分类情况为 1~4，第三层节点分类情况为 1.1~1.n、2.1~2.n、3.1~3.n、4.1~4.n，最后将每一层的节点利用节点树来表示，如图 9-2 所示。如此可以清楚地呈现出项目开发流程，接下来便可利用每个节点依据不同层次来构建流程的 IDEF0 图。

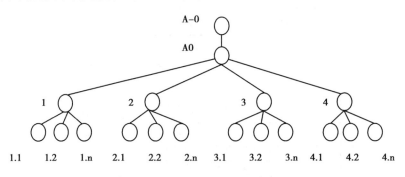

图 9-2　医疗服务体系资源整合战略流程的开发过程节点

（三）医疗服务体系资源整合战略流程顶层模型

按照 IDEF0 的建模规则，首先要确定模块开发的整体流程 A-0 图（见图 9-3）。能够清晰地反映出管理流程开发的整体情况，每个 IDEF0 图都需附一张说明，对 IDEF0 图中的盒子进行说明，并对图中出现的专业词汇进行解释说明。A-0 图的说明，如图 9-4 所示。

通过前述的医疗服务体系资源整合战略流程开发程序可知，下面的顶层模型是始于项目的计划和目标，终于促进医疗服务体系资源整合，中间还涉及政策、信息、人力、设备的保障，并需要通过医务人员、管理人员的下派、业务的开展以保证最终目标的实现。

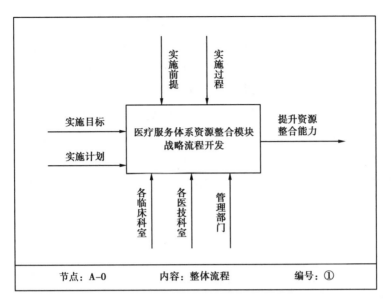

图 9-3　医疗服务体系资源整合模块战略流程顶层 IDEF0 图

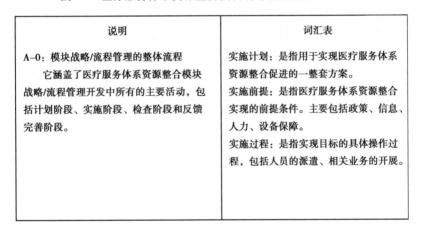

图 9-4　医疗服务体系资源整合战略流程顶层 IDEF0 图说明

三、医疗服务体系资源整合 PDCA 四阶段的 IDEF0 模型图

在上述整体流程图的基础上,继续绘制医疗服务体系资源整合战略流程管理 PDCA 四阶段的 IDEF0 图——A0 图,如图 9-5 所示。A0 图的说明如图 9-6 所示。

　　A0图反映了该流程管理在计划、实施、检查和反馈完善四个阶段的前后逻辑关系,并对每个阶段在机制、控制、输入和输出四方面进行建模。首先,计划的制订需要通过SWOT分析法对医疗机构的外部环境和内在需求进行分析,并制定政策、人力、物力的保障计划;其次,实施计划需要派遣相关人员进行相应业务的开展,并在开展过程中不断的调整和优化;然后,要对计划的实施情况进行检查,主要是对实施结果进行考核并采取奖惩机制;最后,通过医务人员和管理者的反馈了解过程执行中存在的不足,所有阶段都在医疗机构管理小组成员的参与和监督下进行。

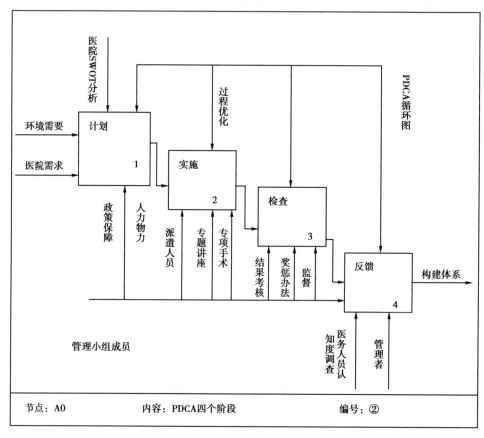

图 9-5　PDCA 四个阶段的 IDEF0 模型图

说明	词汇表
1.计划阶段：通过计划，确定预期的目标，以及制订和配备实现该目标的行动计划和措施。 2.实施阶段：执行预定计划。 3.检查阶段：检查计划的执行效果。 4.反馈阶段：通过有关人员的反映，总结经验，发现问题。	SWOT分析：指综合考虑机构内部条件和外部环境的各种因素，进行系统评价，从而选择最佳经营战略的方法。优势（Strengths），劣势（Weaknesses），机会（Opportunities），威胁（Threats）[205]。 医务人员认知度调查：是指以问卷调查的形式，收集医务人员对医疗服务体系资源整合的反馈信息，然后通过科学的数据统计和分分，反映其结果，为医院管理者提供决策和参考依据。

图 9-6　PDCA 四个阶段的 IDEF0 图说明

从以上的医疗服务体系资源整合战略流程管理的开发过程节点可以看出，该流程的最后一层节点分类情况涉及具体每个阶段指标的建立，因此，指标的具体构建情况通过后续研究进行医疗服务资源整合的评价指标体系建立来具体说明。

第十章 医疗服务体系资源整合指标体系的建立

一、医疗服务体系资源整合指标体系构建的原则

结合目前我国医疗服务体系资源整合评价开展的具体情况,以为主管部门提供决策依据、重视对医疗服务体系资源整合促进指标的考查为指导思想,在我国医疗服务体系资源整合指标的构建基础方面,应遵循以下原则[206]:

(一)客观性原则

不盲目照搬国外的评价方法,也不照搬国内其他行业的评价方法,根据我国医疗服务体系资源整合评价现有的特点和具体情况,以客观反映当前我国医疗服务体系资源整合过程评价存在的不足为出发点。

(二)阶段性原则

经济和社会的发展是医疗服务体系资源整合的基础,医疗服务体系资源整合能力的发展要受到经济发展条件的限制。随着医药卫生体制改革的逐步推进,健康服务业的兴起,现代医院管理制度逐步推进,与之相配套的医疗服务体系评价体系也需建立。因此,在设计指标体系和实际测评时要充分考虑经济发展水平因素

和发展阶段因素。

（三）客观评价与主观评价相结合原则

在评价指标体系中,绝大部分的数据取决于各家医院对相关指标数据的登记。但部分数据只能经过主观调查,通过主观指标的分析才能得到。因而,必须结合主观调查等评价方法,了解医疗机构的管理层的重视程度以及医院医务人员对医疗服务体系资源整合的认知度等,作为客观评价的补充和深化。

（四）可操作性原则

任何科学、完善的指标体系都必须具有较好的可操作性和代表性,尽可能全面地反映医疗服务体系资源整合促进的总体状况,指标要具有可测性和可比较性,同时计算方法容易掌握,所需数据容易获得,可适当增加辅助指标。

（五）系统性原则

医疗服务体系资源整合涉及因素众多,在建立指标体系时应按照系统论观点,将其视为一个有机整体,不但应从各个层次、各个角度反映被评价对象的特征和状况,还应对各指标按层次分析并赋予不同权重,以期符合事物发展规律,突出其本质特征。

（六）稳定性和动态性相结合的原则

为了便于研究和比较,指标体系的内容不宜变动过频,在一定时期内,应该保持相对稳定。但随着描述对象发展重点和目标的调整,指标体系也应进行适当调整,以保证指标的可用性。

二、医疗服务体系资源整合指标体系编制的基础

（一）医疗服务体系资源整合文献研究

为全面了解医疗服务体系资源整合评价的国内外研究现状,本研究对国内外主要电子文献数据库进行了检索,检索范围主要包括:CNKI、重庆维普、中国学术情况网络出版总库、博硕士学位论文全文数据库、WOS 数据库等,检索中文关键词包括"医院/医疗机构""评审/评价""标准/指标体系""双向转诊""对口支援"等;检索英文关键词有"Hospital/ Health Institution/ Health Facilities""accreditation/ evaluation"等,并查阅了多家专业网站,包括《中国医院评审实务》(2013 年)[207]、《美国医疗机构评审国际联合委员会医院评审标准》(第 4 版)[208]、《三级综合医院评审标准实施细则》(2011 版)等原卫生部出版的相关资料。

（二）医疗服务体系资源整合指标体系编制策略

构建该套评估指标的目的是为促使医疗服务体系资源整合更具保障性,基于现代医院管理制度"构建基层首诊、分级诊疗、上下联动、急慢分治、防治结合的合理就医格局"的目标,侧重围绕着上级医疗机构在三级医疗卫生服务体系中的定位,充分发挥其在医疗服务体系资源整合中的领导作用,体现其对三级服务体系的贡献。该套评估工具的评价对象定位为提供医疗服务体系资源整合措施的上级医疗机构。本研究以系统论及相关理论与实践为基础,以现代医院发展的方向以及我国医疗服务体系资源整合的现状作为编制本评估指标体系的理论与实践指导。在广泛查阅文献、参考国内外相关研究成果,以及组织业内专家小组讨论后,初步完成了我国医疗服务体系资源整合的理论建构和编制。由于国内相关研究很少,可供参考和借鉴的依据有限,因此指标的遴选以专家咨询为主[209],同时还考虑评估的实际可操作性,根据不同指标的特点定义合适的指标类型。本评估指标体系三个维度,即整合的前提、过程实施、实施的结果,共有 13 个二级指标,36 个三级指标。

三、医疗服务体系资源整合指标体系专家概况

咨询主要采用电话、电子邮件、面呈相结合的方法。遴选 24 位专家,共回收有效问卷 24 份,符合专家咨询法对专家人数>15 人的要求。

（一）专家基本情况

本研究共进行了三轮专家咨询,共 24 位专家。所选专家均为行业内的领导和高级职称的研究人员,长期从事社会医学与卫生事业管理、医院管理的高校研究人员、医院管理者、卫生行政部门的管理者,有着多年的从业和研究经验。

从表 10-1 可以看出,专家的男女性别比例较均衡。有 50.0% 的专家有 10~20 年的工作经验,20 年以上的有 33.3%。在文化程度方面,有 37.5% 的专家是博士研究生及以上学历,硕士研究生占到 16.6%;在专业技术职称的构成上,副高级及正高级职称占到了专家的绝大部分,总计达 95.8%。

表 10-1　专家基本情况表

	类别	频数	构成比
性别	男	13	54.2%
	女	11	45.8%
年龄(岁)	30~39	6	25.0%
	40~49	9	37.5%
	50~59	9	37.5%
学历	大专	1	4.2%
	本科	10	41.7%
	硕士研究生	4	16.6%
	博士及以上	9	37.5%
专业技术职称	中级	1	4.2%
	副高	15	62.5%
	正高	8	33.3%
专业领域	耳鼻咽喉科学	1	4.2%
	临床医学	2	8.4%

续表

类别		频数	构成比
	临床检验	2	8.0%
	流病与卫统	1	4.2%
	社医卫管	1	4.2%
	神经外科	1	4.2%
	卫生管理	3	12.5%
	卫生经济学	2	8.4%
	卫生信息	1	4.2%
	心血管内科	1	4.2%
	医院管理	9	37.5%
工作年限(年)	<10	4	16.7%
	10~20	12	50.0%
	21~30	8	33.3%

（二）专家积极系数

专家积极系数是专家咨询表的回收率,其系数的大小说明专家对该项目研究的关心程度。本研究中三次专家咨询中均有 24 位专家参与。其中,第一轮和第二轮专家咨询表回收率都为 100%,第三轮收回 22 份专家咨询表,回收率为 91.67%。专家的积极系数都在 90% 以上,说明专家的积极性较高,具体见表 10-2。

表 10-2　咨询专家的积极系数

	第一轮	第二轮	第三轮
发出问卷数	24	24	24
回收问卷数	24	24	22
回收率/%	100	100	91.67

（三）专家权威程度

专家的权威程度一般由三个因素决定,即专家本身的学术造诣和对指标进行判断的依据,以及对每一个指标的熟悉程度。学术水平权(q1)是以专家的技术职称为依据制订的。一般认为专家的职称越高,相应的学术水平就越高,他发表的意见就越有价值。由此我们根据学科绩效评价的特点设计了学术水平权值表,具体见表10-3。

表 10-3　专家学术水平权值量化表

职称或资格	博士生导师	硕士生导师	其他高职	副高职	其他
学术水平权	1.0	0.9	0.7	0.5	0.3

指标的判断依据(q2)主要从理论分析、工作经验、参考国内外文献和个人主观直觉四个方面并分几乎全部、大部分、部分、少部分和几乎没有五个等级来进行评分,具体量化表见表10-4。

表 10-4　专家判断依据及其影响程度赋值表

打分判断依据	对专家判断的影响程度				
	几乎没有	少部分	部分	大部分	几乎全部
理论分析	0	0.075	0.15	0.225	0.3
工作经验	0	0.125	0.25	0.375	0.5
参考国内外文献	0	0.1	0.1	0.1	0.1
个人直观感觉	0	0.1	0.1	0.1	0.1

专家对指标的熟悉程度(q3)分为五个等级:非常熟悉、比较熟悉、了解、了解一点和不熟悉,具体量化表见表10-5。

表 10-5　专家对指标的熟悉程度赋值表

熟悉程度	非常熟悉	比较熟悉	了解	了解一点	不熟悉
权重赋值	1.0	0.8	0.5	0.2	0.0

根据专家权威程度的公式 $q=(q1+q2+q3)/3$(q 表示指标的权威程度,$q1$ 为专家学术水平权数,$q2$ 为指标的判断系数,$q3$ 代表熟悉程度系数)。

从表10-6中可知,专家的学术水平权数的平均系数 $q1=0.71$,对指标的判断依据的平均系数 $q2=0.66$,对指标的熟悉程度的平均系数 $q3=0.78$,则专家的权威程度 q＝(q1+q2+q3)/3＝0.74。一般认为专家权威程度大于或等于 0.70 即可以接受[210]，可见本研究的专家权威程度较好。

表 10-6　一级指标中影响专家权威程度的三个因素的数值

指标	学术水平(q1)	判断依据(q2)	熟悉程度(q3)
整合的前提	0.71	0.67	0.72
过程实施	0.71	0.65	0.80
实施结果	0.71	0.65	0.81
总均值	0.71	0.66	0.78

四、医疗服务体系资源整合指标筛选结果

专家咨询问卷中将所有指标问题设计为五选项格式，进行五等级评价，主要考察专家对指标的支持程度。在对指标数据进行分析时，重要性，可操作性和灵敏性中对"很好、较好、一般、较差、很差"分别赋值"5,4,3,2,1"分值，"是否属于该类指标"中对"是、否"分别赋值"1,0"。本研究规定每个问题中对"是否属于该类指标"的回答，"是"的百分比要大于 60% 并且重要性、可操作性和灵敏性的三项平均分至少有 2 项大于 4，即认为该指标得到了被咨询专家的一致认可。若"是否属于该指标"的回答中，"是"的百分比小于 60% 或者"是"的百分比大于 60%，但另外三项中的平均分中至少有两项小于 4，则说明该指标需要查阅相关研究资料并跟专家进行进一步的沟通和讨论，最终确定该指标是否删除。本研究采用 Epidata3.1 录入专家咨询问卷，用 SPSS20.0 分别计算咨询问卷中对各指标的重要性、可操作性和灵敏性的评分的算术平均数、标准误、标准差及变异系数，以及"是否属于该类指标"的百分比。

(一)第一轮专家咨询表分析

表 10-7，表 10-8，表 10-9 中的数据分析结果表明：V1,V2,V3 三个一级候选指标维度的专家评分在重要性、可操作性、灵敏性和"是否属于该指标"方面都达到

了预先设定的一致性标准。但其中,子维度中指标 V1.3.1 的重要性和灵敏性评分均值分别为 3.82 和 3.68,指标 V2.1.1 中重要性和灵敏性评分的均值都为 3.96,V3.2.4 只有 50.0% 的专家认可该指标,V3.2.7 只有 54.2% 的专家认可该指标。因此,在第一轮专家咨询分析结果的基础上要结合相关文献及专家咨询意见对该轮指标进行修改和调整。

表 10-7　第一轮专家对指标重要性及是否属于该指标的评分的统计描述

维度及指标	算术平均数	标准误	标准差	变异系数	属于该指标/%
V1	4.44	0.10	0.51	0.11	66.7
V1.1	4.80	0.08	0.37	0.08	83.3
V1.1.1	4.54	0.12	0.59	0.13	100
V1.1.2	4.54	0.12	0.59	0.13	100
V1.2	4.35	0.13	0.66	0.15	70.8
V1.2.1	4.57	0.13	0.65	0.14	95.8
V1.3	4.19	0.14	0.67	0.16	75.0
V1.3.1	3.82	0.17	0.81	0.21	83.3
V1.4	4.12	0.15	0.72	0.17	75.0
V1.4.1	4.15	0.19	0.95	0.23	79.2
V2	4.60	0.12	0.57	0.12	62.5
V2.1	4.53	0.11	0.52	0.11	70.8
V2.1.1	3.96	0.15	0.75	0.19	91.7
V2.2	4.75	0.06	0.31	0.07	75.0
V2.2.1	4.13	0.16	0.8	0.19	91.7
V2.2.2	4.29	0.15	0.75	0.17	91.7
V2.2.3	4.46	0.15	0.72	0.16	91.7
V3	4.50	0.09	0.44	0.10	66.7
V3.1	4.28	0.13	0.65	0.15	70.8
V3.1.1	4.00	0.22	1.06	0.27	87.5
V3.2	4.31	0.18	0.87	0.20	66.7
V3.2.1	4.29	0.13	0.62	0.14	95.8
V3.2.2	4.21	0.15	0.72	0.17	95.8
V3.2.3	4.13	0.15	0.74	0.18	91.7
V3.2.4	4.00	0.10	0.51	0.13	50.0
V3.2.5	4.08	0.16	0.78	0.19	91.7

续表

维度及指标	算术平均数	标准误	标准差	变异系数	属于该指标/%
V3.2.6	4.42	0.13	0.65	0.15	91.7
V3.2.7	4.13	0.13	0.65	0.16	54.2
V3.3	4.69	0.08	0.39	0.08	66.7
V3.3.1	4.30	0.15	0.75	0.17	95.8
V3.3.2	4.43	0.13	0.65	0.15	91.7

表 10-8 第一轮专家对指标可操作性评分的描述性统计

维度及指标	算术平均数	标准误	标准差	变异系数
V1	4.50	0.09	0.42	0.09
V1.1	4.35	0.11	0.53	0.12
V1.1.1	4.42	0.12	0.58	0.13
V1.1.2	4.13	0.15	0.74	0.18
V1.2	4.44	0.10	0.51	0.11
V1.2.1	4.27	0.15	0.73	0.17
V1.3	4.27	0.13	0.62	0.15
V1.3.1	4.05	0.15	0.75	0.19
V1.4	4.24	0.15	0.75	0.18
V1.4.1	4.00	0.16	0.78	0.20
V2	4.47	0.10	0.50	0.11
V2.1	4.50	0.09	0.42	0.09
V2.1.1	4.14	0.17	0.85	0.21
V2.2	4.75	0.06	0.31	0.07
V2.2.1	4.41	0.13	0.64	0.14
V2.2.2	4.41	0.13	0.64	0.14
V2.2.3	4.48	0.13	0.65	0.15
V3	4.50	0.07	0.33	0.07
V3.1	4.06	0.13	0.62	0.15
V3.1.1	4.04	0.20	1.00	0.25
V3.2	4.13	0.17	0.83	0.20
V3.2.1	4.21	0.19	0.93	0.22
V3.2.2	4.21	0.18	0.88	0.21

续表

维度及指标	算术平均数	标准误	标准差	变异系数
V3.2.3	4.35	0.13	0.63	0.15
V3.2.4	4.15	0.15	0.71	0.17
V3.2.5	4.17	0.16	0.76	0.18
V3.2.6	4.48	0.13	0.65	0.15
V3.2.7	4.00	0.19	0.93	0.23
V3.3	4.44	0.12	0.59	0.13
V3.3.1	4.00	0.20	0.98	0.24
V3.3.2	4.09	0.20	0.97	0.24

表 10-9　第一轮专家对指标灵敏性评分的描述性统计

维度及指标	算术平均数	标准误	标准差	变异系数
V1	3.56	0.13	0.66	0.18
V1.1	4.00	0.17	0.83	0.21
V1.1.1	3.88	0.18	0.90	0.23
V1.1.2	3.79	0.19	0.93	0.25
V1.2	4.13	0.12	0.58	0.14
V1.2.1	4.27	0.17	0.84	0.20
V1.3	3.67	0.12	0.56	0.15
V1.3.1	3.68	0.20	1.00	0.27
V1.4	3.88	0.18	0.88	0.23
V1.4.1	3.70	0.20	0.98	0.27
V2	4.27	0.13	0.62	0.15
V2.1	4.24	0.10	0.47	0.11
V2.1.1	3.96	0.15	0.75	0.19
V2.2	4.27	0.09	0.43	0.10
V2.2.1	4.13	0.14	0.68	0.16
V2.2.2	4.09	0.17	0.83	0.20
V2.2.3	4.35	0.17	0.81	0.19
V3	4.10	0.09	0.46	0.11
V3.1	3.83	0.12	0.61	0.16
V3.1.1	4.00	0.19	0.93	0.23

续表

维度及指标	算术平均数	标准误	标准差	变异系数
V3.2	3.94	0.18	0.86	0.22
V3.2.1	4.17	0.13	0.64	0.15
V3.2.2	4.17	0.16	0.76	0.18
V3.2.3	4.13	0.15	0.74	0.18
V3.2.4	4.00	0.12	0.59	0.15
V3.2.5	3.96	0.16	0.81	0.20
V3.2.6	4.04	0.16	0.81	0.20
V3.2.7	3.57	0.13	0.64	0.18
V3.3	3.94	0.13	0.62	0.16
V3.3.1	3.91	0.17	0.83	0.21
V3.3.2	4.09	0.16	0.78	0.19

（二）第一轮指标体系调整情况

1.指标提法的改变

（1）修改关于机构的提法

在本轮专家咨询中，有专家提出指标体系中上级医疗机构和下级医疗机构的提法需要说明具体的参照对象，否则容易引起混淆，因此，为了使表述更加清晰和准确，在第二轮专家咨询表中以"本机构"（被评价的上级医疗机构）为参照对象，对各指标的表述进行明确。

（2）明确表述不准确说法的意思表达

根据专家的意见将一级指标"1.前期投入"的提法改为"1.整合的前提"，使表述更加明确；为了使指标意思表述更准确，将第一轮的"2.2.3 下级医疗机构医生每年到上级医疗机构进修、培训的人数"拆分为第二轮的"2.2.4 本机构每年接受下级医疗机构医生进修的人数"和"2.2.5 本机构每年接受下级医疗机构医生培训的人次数"2 个指标；专家认为合作关系应该包括纵向合作和横向合作两种，为了明确提法，将第一轮的"3.1.1 上级医疗机构建立合作关系的医疗机构数量"拆分为第二轮的"3.1.1 本机构建立纵向合作关系的医疗机构数量"和"3.1.2 本机构建立横向合作关系的医疗机构数量"；为细化意思表述，将第一轮的"3.2.2 下级医疗机构每年与新技术、新业务相关的诊疗人数、手术例数"拆分为第二轮的"3.4.2 通过帮助，下级医疗机构每年收治的与新技术、新业务相关的诊疗人数"和"3.4.3 通过帮助，下级医疗机构每年开展的与新技术、新业务相关的手术例数"；同样，将第一轮的"3.2.5 下级医疗机构收治新收治病种的治愈率、好转率"拆分为第二轮的"3.4.5 通过帮助，下级医疗机构每年新收治病种的治愈率"和"3.4.6 通过帮助，下级医疗机构每年新收治病种的好转率"；专家提出双向转诊的病人统计率比较方便进行比较，因此将第一轮的"3.3.1 病人上转例数"和"3.3.2 病人下转例数"转换成第二轮的"3.6.1 年上转率"和"3.6.2 年下转率"来进行统计。

2.原有指标位置的调整

专家提出"1.4 建立大型医疗设备检查结果共享机制"应该属于"1.1 政策配套"的范畴；"1.3 人力资源"下所包括的"1.3.1 上级医疗机构医生在晋升副高级职称前到基层服务年数"应调整至"2.1 派遣人员"中。

3.新增的指标

专家提出在"1.1 政策配套"应该增加"1.4.1 建立整合与协作的监督与考核机制"；专家考虑到在三级医疗机构人力资源有限的情况下，也应该将即将升为中级职称的同志放到下级医疗机构进行锻炼，帮助其发展，因此，在"2.1 派遣人员"中增加新的"2.1.1 本机构医生在晋升中级职称前到基层服务年数"；专家认为"资源整合的前提"中人力和设备的配备也是必要的，因此根据专家意见增加"1.3 人力""1.3.1 下派本科以上卫生技术人员比例""1.3.2 下派中级以上职称卫生技术人员比例""1.4 设备""1.4.1 50 万元以上医疗设备数量"；专家提出在"2.2 业务开展"中也应该考虑横向医疗机构的合作，因此增加"2.2.1 年院外会诊次数"；专家提出"实施结果"中涵盖的指标主要是通过下级医疗机构相关指标的变化来反映，这并不足以反映本机构（上级医疗机构）的变化情况，因此需要增加与上级医疗机构直接相关的指标以明确具体的结果和变化。因此，第二轮增加"3.2 医院的辐射力""3.2.1 本机构接纳的非本地区的病人数量""3.3 医院的服务效率""3.3.1 本机构病床使用率""3.3.2 本机构医疗资源整体利用效率""3.4.7 本机构危重急症诊断符合率"；增加"3.5 有效性""3.5.1 医务人员的认知度"；专家提出目前提倡的双向转诊事实上还应该包括同级综合医院向专科医院的转诊，因此增加"3.6.3 年同级（综合/专科）医疗机构转诊人次数"。

4.删除的指标

由于"2.1.1 上级医疗机构每批次下派医生的人数""3.2.4 下级医疗机构新收治病种的县内外转率""3.2.7 医保住院病人县外二级以上医疗机构就诊率"不满足指标入选的标准,因此,经专家认可,删除这些指标。

以上是根据专家提出的意见和建议,对部分相近的指标进行合并,添加指标体系基本框架中缺少的有意义指标,并对一些保留指标的相关解释和说明进行修订。在对第一轮的指标体系进行了修改后,形成了第二轮专家咨询问卷。

（三）第一轮专家协调系数

协调系数(W)是用来检验专家对指标的评分结果是否一致的指标,通过计算协调系数判断专家对指标的重要性、可操作性和灵敏性评分结果是否存在分歧,它是咨询结果可信度的指标。W值介于 0 与 1 之间,W值越大,表示一致性越高。协调系数的显著性检验若 $P<0.05$,则可认为协调系数经检验后有显著性,说明专家对指标的评价结果具有一致性,结果可取;反之,则结果不可取。为检验专家评分的一致性,计算专家分别对一级、二级和三级指标的重要性、可操作性、灵敏性以及指标是否属于研究范畴的评分的 Kendall 和谐系数(W)。

如表 10-10 所示,对于指标是否属于该范围的问题,Kendall 检验结果都具有统计学意($P<0.05$),且和谐系数都大于 0.75,和谐程度较高,说明在这些指标是否属于研究范围的问题上专家的结果一致,不存在分歧。在各级指标中,指标的重要性、可操作性和灵敏性的 Kendall 检验的结果,都具有统计学意义($P<0.05$),但和谐系数最大为 0.489,和谐程度较弱,提示有必要进行第二轮专家咨询。

表 10-10　第一轮专家意见协调系数

指标	重要性		可操作性		灵敏性		指标是否属于	
	W	P	W	P	W	P	W	P
一级指标	0.216	0.006	0.146	0.030	0.489	0.000	1.00	0.000
二级指标	0.253	0.000	0.218	0.000	0.267	0.000	1.00	0.000

（四）第二轮专家咨询表分析

根据表 10-11,表 10-12,表 10-13 的分析结果表明,在所设指标是否属于研究范畴的问题上,所有的指标专家的认可度均在 60% 以上。在对指标的重要性、可操作性及灵敏性中至少有两项的评分均值小于 4 的指标有:

V1.3.1 下派本科以上卫生技术人员比例

V1.3.2 下派中级以上职称卫生技术人员比例

V1.4 设备

V1.4.1 50 万元以上医疗设备数量

V2.1.1 本机构医生在晋升中级职称前到基层服务年数

V3.1.2 本机构建立横向合作关系的医疗机构数量

V3.2.1 本机构接纳的非本地区的病人数量

V3.3.2 本机构医疗资源整体利用效率

V3.4.8 通过帮助,下级医疗危重急症转诊符合率

V3.5.1 医务人员的认知度

V3.6.3 年同级(综合/专科)医疗机构转诊人次数

表 10-11 第二轮专家对指标重要性及是否属于该指标的评分的统计描述

维度及指标	算术平均数	标准误	标准差	变异系数	属于该指标/%
V1	4.50	0.10	0.51	0.11	66.67
V1.1	4.74	0.08	0.40	0.08	83.33
V1.1.1	4.50	0.12	0.59	0.13	100.00
V1.1.2	4.63	0.12	0.58	0.12	100.00
V1.1.3	4.48	0.17	0.83	0.18	95.83
V1.1.4	4.42	0.12	0.58	0.13	95.83
V1.2	4.50	0.14	0.68	0.15	75.00
V1.2.1	4.57	0.13	0.65	0.14	95.83
V1.3	4.33	0.13	0.64	0.15	70.83
V1.3.1	3.68	0.21	1.04	0.28	100.00
V1.3.2	3.73	0.20	0.99	0.26	100.00
V1.4	3.86	0.13	0.65	0.17	75.00
V1.4.1	3.52	0.21	1.05	0.30	95.83
V2	4.62	0.10	0.47	0.10	66.67

续表

维度及指标	算术平均数	标准误	标准差	变异系数	属于该指标/%
V2.1	4.63	0.08	0.40	0.09	75.00
V2.1.1	3.96	0.15	0.75	0.19	100.00
V2.1.2	4.13	0.13	0.61	0.15	100.00
V2.2	4.54	0.08	0.37	0.08	62.50
V2.2.1	4.00	0.15	0.72	0.18	100.00
V2.2.2	4.17	0.16	0.76	0.18	100.00
V2.2.3	4.29	0.13	0.62	0.15	100.00
V2.2.4	4.33	0.14	0.70	0.16	100.00
V2.2.5	4.33	0.13	0.64	0.15	100.00
V3	4.33	0.09	0.45	0.10	70.83
V3.1	4.06	0.16	0.79	0.21	75.00
V3.1.1	4.08	0.20	0.97	0.24	100.00
V3.1.2	3.83	0.21	1.05	0.27	100.00
V3.2	4.39	0.12	0.60	0.14	83.33
V3.2.1	3.96	0.19	0.91	0.23	95.83
V3.3	4.50	0.10	0.51	0.11	75.00
V3.3.1	4.08	0.17	0.83	0.20	100.00
V3.3.2	4.26	0.16	0.79	0.19	100.00
V3.4	4.53	0.12	0.60	0.13	75.00
V3.4.1	4.13	0.19	0.95	0.23	100.00
V3.4.2	4.09	0.20	0.97	0.24	100.00
V3.4.3	4.17	0.20	0.96	0.23	100.00
V3.4.4	4.04	0.20	1.00	0.25	100.00
V3.4.5	4.05	0.19	0.95	0.24	95.83
V3.4.6	3.91	0.20	0.97	0.25	95.83
V3.4.7	4.04	0.19	0.95	0.24	100.00
V3.4.8	3.96	0.19	0.91	0.23	100.00
V3.5	4.42	0.09	0.46	0.10	66.70
V3.5.1	4.23	0.19	0.93	0.22	95.83
V3.6	4.75	0.07	0.36	0.08	70.83
V3.6.1	4.29	0.14	0.69	0.16	100.00
V3.6.2	4.48	0.12	0.58	0.13	95.83
V3.6.3	3.88	0.22	1.08	0.28	100.00

表 10-12　第二轮专家对指标可操作性评分的统计描述

维度及指标	算术平均数	标准误	标准差	变异系数
V1	4.44	0.10	0.51	0.11
V1.1	4.42	0.09	0.45	0.10
V1.1.1	4.50	0.12	0.59	0.13
V1.1.2	4.13	0.14	0.68	0.16
V1.1.3	4.22	0.18	0.88	0.21
V1.1.4	3.96	0.19	0.91	0.23
V1.2	4.41	0.11	0.52	0.12
V1.2.1	4.14	0.16	0.80	0.19
V1.3	4.47	0.08	0.40	0.09
V1.3.1	4.23	0.13	0.65	0.15
V1.3.2	4.27	0.14	0.67	0.16
V1.4	4.07	0.14	0.69	0.17
V1.4.1	4.14	0.16	0.80	0.19
V2	4.54	0.08	0.37	0.08
V2.1	4.50	0.09	0.42	0.09
V2.1.1	4.04	0.14	0.69	0.17
V2.1.2	4.22	0.12	0.59	0.14
V2.2	4.54	0.08	0.37	0.08
V2.2.1	4.09	0.15	0.72	0.18
V2.2.2	4.09	0.15	0.72	0.18
V2.2.3	4.17	0.16	0.76	0.18
V2.2.4	4.17	0.16	0.76	0.18
V2.2.5	4.21	0.15	0.72	0.17
V3	4.08	0.07	0.36	0.09
V3.1	4.06	0.18	0.90	0.23
V3.1.1	4.21	0.19	0.93	0.22
V3.1.2	4.04	0.20	1.00	0.25
V3.2	4.11	0.12	0.58	0.14
V3.2.1	4.09	0.15	0.72	0.18
V3.3	4.31	0.08	0.39	0.09
V3.3.1	4.46	0.13	0.66	0.15

续表

维度及指标	算术平均数	标准误	标准差	变异系数
V3.3.2	3.75	0.22	1.07	0.29
V3.4	4.53	0.11	0.52	0.11
V3.4.1	4.26	0.14	0.67	0.16
V3.4.2	4.17	0.13	0.64	0.15
V3.4.3	4.26	0.12	0.61	0.14
V3.4.4	4.21	0.13	0.66	0.16
V3.4.5	4.05	0.15	0.75	0.19
V3.4.6	4.05	0.15	0.75	0.19
V3.4.7	4.09	0.15	0.72	0.18
V3.4.8	3.96	0.14	0.69	0.17
V3.5	4.17	0.08	0.40	0.10
V3.5.1	3.96	0.16	0.81	0.20
V3.6	4.44	0.10	0.51	0.11
V3.6.1	4.00	0.15	0.72	0.18
V3.6.2	4.26	0.14	0.67	0.16
V3.6.3	3.71	0.20	1.00	0.27

表 10-13　第二轮专家对指标灵敏性评分的统计描述

维度及指标	算术平均数	标准误	标准差	变异系数
V1	3.69	0.12	0.57	0.15
V1.1	4.17	0.14	0.68	0.16
V1.1.1	4.00	0.15	0.72	0.18
V1.1.2	3.96	0.16	0.81	0.20
V1.1.3	4.09	0.17	0.83	0.20
V1.1.4	4.13	0.17	0.85	0.21
V1.2	4.00	0.10	0.51	0.13
V1.2.1	4.14	0.14	0.68	0.16
V1.3	4.00	0.13	0.66	0.16
V1.3.1	3.77	0.22	1.10	0.29
V1.3.2	3.77	0.23	1.14	0.30
V1.4	3.43	0.16	0.76	0.22
V1.4.1	3.38	0.23	1.12	0.33

续表

维度及指标	算术平均数	标准误	标准差	变异系数
V2	4.39	0.10	0.47	0.11
V2.1	4.25	0.10	0.47	0.11
V2.1.1	3.88	0.14	0.68	0.18
V2.1.2	4.04	0.15	0.75	0.19
V2.2	4.50	0.07	0.36	0.08
V2.2.1	3.96	0.15	0.75	0.19
V2.2.2	3.96	0.13	0.62	0.16
V2.2.3	4.04	0.15	0.75	0.19
V2.2.4	3.92	0.15	0.72	0.18
V2.2.5	4.04	0.13	0.62	0.15
V3	4.08	0.09	0.46	0.11
V3.1	4.06	0.16	0.79	0.21
V3.1.1	3.83	0.20	0.96	0.25
V3.1.2	3.67	0.20	0.96	0.26
V3.2	4.06	0.13	0.62	0.15
V3.2.1	3.77	0.17	0.83	0.22
V3.3	4.13	0.12	0.58	0.14
V3.3.1	3.83	0.20	0.96	0.25
V3.3.2	3.79	0.19	0.93	0.25
V3.4	4.18	0.16	0.79	0.19
V3.4.1	3.83	0.21	1.01	0.26
V3.4.2	3.78	0.20	0.98	0.26
V3.4.3	3.87	0.20	0.99	0.26
V3.4.4	3.83	0.21	1.05	0.27
V3.4.5	4.00	0.20	1.00	0.27
V3.4.6	3.64	0.20	0.96	0.26
V3.4.7	3.78	0.18	0.88	0.23
V3.4.8	3.65	0.20	0.96	0.26
V3.5	4.00	0.12	0.59	0.15
V3.5.1	3.77	0.19	0.93	0.25
V3.6	4.31	0.08	0.39	0.09
V3.6.1	3.92	0.16	0.78	0.20
V3.6.2	4.09	0.15	0.72	0.18
V3.6.3	3.58	0.19	0.93	0.26

（五）第二轮指标体系调整情况

1.指标提法的改变

专家提出第二轮指标"1.3.1 下派本科以上卫生技术人员比例""1.3.2 下派中级以上职称卫生技术人员比例"表述不明确，需要进一步准确表述，因此改为"本机构下派到下级医疗机构本科以上卫生技术人员比例"及"本机构下派到下级医疗机构中级以上职称卫生技术人员比例"。

2.明确意思表示

专家指出第二轮中的指标"1.4 设备""1.4.1 50 万元以上医疗设备数量"并不能明确表明该设备与资源整合与服务协同之间的关系，因此将该指标替换成"互通联络设备"及"配备医院间信息联络设备，保证病人的上下转诊畅通"；专家提出"3.3.2 本机构医疗资源整体利用效率"相关指标不好测量，因此，将其用"本机构病床周转率""本机构平均住院日"进行定量化；专家提出，鉴于第二轮的"3.4 医院的服务能力"二级指标包含了两块，一块是"医院对服务体系的贡献能力"即通过下级医疗机构服务能力的变化进行体现，另一块是"医院的服务能力"，通过上级医院自身的服务能力变化来体现，因此进行拆分。同时，第二轮的"3.4.8 通过帮助，下级医疗危重急症转诊符合率"纳入到"医院对服务体系的贡献能力"。

3.新增的指标

提供双向转诊的专兼职人数能体现该医疗机构的资源整合与体系协同的规范与否，因此，专家建议第二轮"1.3 人力"下应该增加"本机构提供转院联络的专兼职人数"指标；医疗机构资源的整合与服务体系协同的工作离不开领导的支持，因此管理层的觉悟和重视程度对该评价指标能否顺利实施至关重要，因此专家建议第二轮"3.5 有效性"下加"医疗机构管理层的重视程度"。"医院对服务体系的贡献能力"维度增加"本机构危重急症诊断治愈率"指标以反映其诊疗水平的提高。

4.保留的指标

由表 10-11，表 10-12，表 10-13 的分析结果可以发现，"V2.1.1 本机构医生在晋升中级职称前到基层服务年数"的重要性、可操作性及灵敏性虽然有两项的评分均值小于4,但也均超过3.8(非常接近),通过征询专家的意见最终认为从长远来看这样做有利于锻炼和培养上级医疗机构的后备人才,所以保留该指标;"V3.1.2 本机构建立横向合作关系的医疗机构数量"中两项评分均数均超过3.5,通过征询专家意见,认为虽然目前医疗机构之间的合作以纵向为主,但从医改方向来看,也存在同级综合医院和专科医院之间的联系和合作,这是必要的,因此保留该指标;同理,"V3.6.3 年同级(综合/专科)医疗机构转诊人次数"保留;"V3.2.1 本机构接纳的非本地区的病人数量",在指标的重要性及灵敏性方面,两项介于3.7~4分,经过与专家讨论,认为该指标能够体现通过本机构(上级医疗机构)与下级机构资源整合与服务协同后,增强的辐射周围地区的能力,因此保留;经过征询专家意见,由于医务人员是医疗机构改革工作的承担者,他们最有发言权,因此保留"V3.5.1 医务人员的认知度"。

(六)第二轮专家协调系数

如表10-14所示,在第二轮咨询中,专家的协调系数总体比第一轮高,对于指标是否属于的问题,Kendall 检验结果都具有统计学意义($P<0.05$),且协调系数都大于0.76,说明在所选指标是否属于研究范围这个问题上,专家的结果一致,可信度较高。一级指标和二级指标的重要性,可操作性、灵敏性的 Kendall 检验结果分别都具有统计学意义($P<0.05$),且 Kendall 协同系数都在0.21以上,最高达0.579,说明专家对这些一级指标和二级指标的评分结果较一致。从整体上来看,经过第二轮专家咨询后,各专家对指标的协调程度总体上趋于一致。

表 10-14　第二轮专家意见协调系数

指标	重要性		可操作性		灵敏性		指标是否属于	
	W	P	W	P	W	P	W	P
一级指标	0.268	0.002	0.416	0.000	0.579	0.000	1.00	0.000
二级指标	0.346	0.000	0.218	0.000	0.312	0.000	0.762	0.000

在经过了两轮专家咨询的结果后,最终形成了医疗服务体系资源整合的评价指标体系,该模块是由3个维度13个二级指标及36个三级指标构成。最后采取层次分析法计算各级指标的权重系数。

五、医疗服务体系资源整合指标体系权重系数的确定

本次研究利用层次分析法软件 yaahp5.3,采用层次分析法确定医疗服务体系资源整合促进评价指标体系的权重。

(一)层次分析法的步骤

1.建立层次结构模型

根据已建立的医疗服务体系资源整合促进评价指标体系,确定目标层为促进医疗服务体系资源整合,准则层为一级指标,子准则层为二级指标,指标层为三级指标。

2.构造成对比较阵

判断矩阵是表示本层所有因素针对上一层某一个因素的相对重要性的比较。判断矩阵的元素 a_{ij} 用 Santy 的 1~9 标度方法给出,如表 10-15。

表 10-15　层次分析法中 1~9 标度法

标度	含义
1	表示两个因素相比,具有同样重要性
3	表示两个因素相比,一个因素比另一个因素稍微重要
5	表示两个因素相比,一个因素比另一个因素明显重要
7	表示两个因素相比,一个因素比另一个因素强烈重要
9	表示两个因素相比,一个因素比另一个因素极端重要
2,4,6,8	上述两相邻判断的中值
倒数	因素 i 与 j 比较的判断 a_{ij},则因素 j 与 i 比较的判断 $a_{ji} = 1/a_{ij}$

第三轮专家咨询调查表的权重设置了 0~9 的权重打分,为了能用层析分析法进行分析,需要对收集来的权重表数据进行转化。转化的原则和方法为:若同一个

专家对同级中的两个指标的打分之差为 0,则对应的标度为 1;若打分之差相差为 1,则对应的标度为 2;若打分之差为 2,对应的标度为 3,以此类推。指标权重打分之差为负值时,若差为-1,对应的标度为 1/2;若差为-2 时,对应的标度为 1/3,以此类推。将权重分转化好以后,将转化的数据录入 yaahp5.3 中建好的判断矩阵中。

3.层次单排序及其一致性检验

层次单排序是指每一个判断矩阵各因素针对其准则的相对权重,所以本质上是计算权向量。计算权向量有特征根法、和法、根法、幂法等,本研究采用和法。和法的原理是,对于一致性判断矩阵,每一列归一化后就是相应的权重。对于非一致性判断矩阵,每一列归一化后近似其相应的权重,在对这 n 个列向量求取算术平均值作为最后的权重。具体的公式是:

$$W_i = \frac{1}{n} \sum_{j=1}^{n} \frac{a_{ij}}{\sum_{k=1}^{n} a_{ki}}$$

需要注意的是,在层层排序中,要对判断矩阵进行一致性检验。在特殊情况下,判断矩阵可以具有传递性和一致性。一般情况下,并不要求判断矩阵严格满足这一性质。但从人类认识规律看,一个正确的判断矩阵重要性排序是有一定逻辑规律的,例如若 A 比 B 重要,B 又比 C 重要,则从逻辑上讲,A 应该比 C 明显重要,若两两比较时出现 C 比 A 重要的结果,则该判断矩阵违反了一致性准则,在逻辑上是不合理的。因此在实际中要求判断矩阵满足大体上的一致性,需进行一致性检验。只有通过检验,才能说明判断矩阵在逻辑上是合理的,才能继续对结果进行分析。一致性检验用随机一致性比率 CR 衡量:

$$CR = \frac{CI}{RI}$$

其中 $CI = \frac{\lambda_{max}(A) - n}{n-1}$ 是用来衡量一个成对比较矩阵 A(n>1 阶方阵)不一致程度的指标。RI 参考 Satty 给出的值,具体见表 10-16,当 CR<0.1 时,判定判断矩阵具有一致性;CR>0.1 时,认为判断矩阵不符合一致性要求,需要对该判断矩阵进行重新修正。

表 10-16　平均随机一致性指标 RI 标准值

矩阵阶数	1	2	3	4	5	6	7	8	9
RI	0.00	0.00	0.58	0.90	1.12	1.24	1.32	1.41	1.45

对 22 位专家的咨询结果经 yaahp5.3 计算,得到一级、二级和三级指标的单排序及其一致性结果。见表 10-17—表 10-21。可知,一级、二级及三级指标判断矩阵的 CR 值均小于 0.1,通过一致性检验。

表 10-17　一级指标判断矩阵的单排序结果

A	单排序权重
B1	0.4013
B2	0.3286
B3	0.2701
CR	0.0000
一致性检验	通过

表 10-18　整合的前提下的二级指标判断矩阵的单排序结果

B1	单排序权重
C1	0.3692
C2	0.1733
C3	0.2348
C4	0.2227
CR	0.0057
一致性检验	通过

表 10-19　过程实施下的二级指标判断矩阵的单排序结果

B2	单排序权重
C1	0.5743
C2	0.4257
CR	0.0000
一致性检验	通过

表 10-20　实施结果下的二级指标判断矩阵的单排序结果

B3	单排序权重
C1	0.1673
C2	0.1547
C3	0.1391
C4	0.1462
C5	0.1463
C6	0.1250
C7	0.1214
CR	0.0072
一致性检验	通过

表 10-21　三级指标判断矩阵的单排序结果

矩阵		单排序权重
B1-C1		
	D1	0.3365
	D2	0.2823
	D3	0.2080
	D4	0.1731
	CR	0.0108
	一致性检验	通过
B1-C2		
	D1	1.0000
	CR	0.0000
	一致性检验	通过
B1-C3		
	D1	0.3883
	D2	0.3471
	D3	0.2646
	CR	0.0014
	一致性检验	通过
B1-C4		
	D1	1.0000
	CR	0.0000

续表

矩阵	单排序权重
一致性检验	通过
B2-C1	
D1	0.5498
D2	0.4502
CR	0.0000
一致性检验	通过
B2-C2	
D1	0.2185
D2	0.1998
D3	0.1998
D4	0.1919
D5	0.1900
CR	0.0006
一致性检验	通过
B3-C1	
D1	0.5420
D2	0.4580
CR	0.0000
一致性检验	通过
B3-C2	
D1	1.0000
CR	0.0000
一致性检验	通过
B3-C3	
D1	0.3424
D2	0.3209
D3	0.3367
CR	0.0003
一致性检验	通过
B3-C4	
D1	0.2185
D2	0.1782
D3	0.1549

续表

矩阵	单排序权重
D4	0.1310
D5	0.1073
D6	0.1055
D7	0.1045
CR	0.0039
一致性检验	通过
B3-C5	
D1	0.5046
D2	0.4954
CR	0.0000
一致性检验	通过
B3-C6	
D1	0.5125
D2	0.4875
CR	0.0000
一致性检验	通过
B3-C7	
D1	0.3983
D2	0.4096
D3	0.1921
CR	0.0002
一致性检验	通过

4.层次总排序及其一致性检验

总排序是指每一个判断矩阵各因素针对目标层(最上层)的相对权重。这一权重的计算采用从上而下的方法,逐层合成。假定已经算出第 $k-1$ 层 m 个元素相对于总目标的权重 $W^{(k-1)}=(W_1^{(k-1)},W_2^{(k-1)},\cdots,W_m^{(k-1)},)^T$,第 k 层 n 个元素对于上一层(第 k 层)第 j 个元素的单排序权重是 $p_j^{(k)}=(p_{1j}^{(k)},p_{2j}^{(k)},\cdots,p_{nj}^{(k)},)^T$,其中不受 j 支配的元素的权重为零。令 $p^{(k)}=(p_1^{(k)},p_2^{(k)},\cdots,p_n^{(k)},)^T$ 表示第 k 层元素对第 $k-1$ 层个元素的排序,则第 k 层元素对于总目标的总排序为: $W^{(k)}=(W_1^{(k)},W_2^{(k)},\cdots,W_m^{(k)})^T=p^{(k)}w^{(k-1)}$。

同样,也需要对总排序结果进行一致性检验。一致性检验用总排序随机一致性比率 CR 衡量,$CR = (a_1 CI_1 + a_2 CI_{2+} + \cdots + a_j CI_j) / (a_1 RI_1 + a_2 RI_{2+} + \cdots + a_j RI_j)$。当 CR<0.1 时,认为判断矩阵的整体一致性是可以接受的。

对二级指标总排序的一致性检验和对三级指标总排序的一致性检验的结果 CR 都为 0.000,可知二级和三级指标的总排序通过一致性检验。

(二)权重系数的计算结果

二级指标、三级指标中各元素对总目标的权重见表 10-22。

表 10-22　医疗服务体系资源整合促进的评价指标体系

一级指标	权重	二级指标	权重	三级指标	权重
1.整合的前提	0.4013	1.1 政策支持保障	0.1481	1.1.1 医疗机构之间签订合作协议并制订实施方案	0.0499
				1.1.2 建立双向转诊制度与服务流程并保证实施	0.0418
				1.1.3 建立大型医疗设备检查结果互认机制	0.0308
				1.1.4 建立整合与协作的监督和考核机制	0.0256
		1.2 信息网络	0.0696	1.2.1 建立网络信息互动平台,实现医疗机构之间信息沟通畅通	0.0696
		1.3 人力	0.0942	1.3.1 本机构下派到下级医疗机构本科以上卫生技术人员比例	0.0366
				1.3.2 本机构下派到下级医疗机构中级以上职称卫生技术人员比例	0.0327
				1.3.3 本机构提供转院联络的专兼职人数	0.0249
		1.4 互通联络设备	0.0894	1.4.1 配备医院间信息联络设备,保证病人的上下转诊畅通	0.0894

续表

一级指标	权重	二级指标	权重	三级指标	权重
2.过程实施	0.3286	2.1 派遣人员	0.1888	2.1.1 本机构医生在晋升中级职称前到基层服务年数	0.1038
				2.1.2 本机构医生在晋升副高级以上职称前到下级医疗机构服务年数	0.0850
		2.2 业务开展	0.1398	2.2.1 本机构与下级医院年院外会诊次数	0.0306
				2.2.2 本机构医生每年到下级医疗机构开展专项手术例数	0.0279
				2.2.3 本机构医生每年到下级医疗机构开展专题讲座的次数	0.0279
				2.2.4 本机构每年接受下级医疗机构医生进修的人数	0.0268
				2.2.5 本机构每年接受下级医疗机构医生培训的人次数	0.0266
3.实施结果	0.2701	3.1 合作医疗机构数量	0.0452	3.1.1 本机构建立纵向合作关系的医疗机构数量	0.0245
				3.1.2 本机构建立横向合作关系的医疗机构数量	0.0207
		3.2 医院的辐射力	0.0418	3.2.1 本机构接纳的非本地区的病人数量	0.0418
		3.3 医院的服务效率	0.0376	3.3.1 本机构病床使用率	0.0129
				3.3.2 本机构病床周转率	0.0120
				3.3.3 本机构平均住院日	0.0127

续表

一级指标	权重	二级指标	权重	三级指标	权重
3.实施结果	0.2701	3.4 医院对服务体系的贡献能力	0.0395	3.4.1 本机构每年帮助下级医疗机构开展的新技术、新业务的项目数	0.0086
				3.4.2 通过帮助,下级医疗机构每年收治的与新技术、新业务相关的诊疗人数	0.0070
				3.4.3 通过帮助,下级医疗机构每年开展的与新技术、新业务相关的手术例数	0.0062
				3.4.4 通过帮助,下级医疗机构每年新收治病种的数量	0.0052
				3.4.5 通过帮助,下级医疗机构每年新收治病种的治愈率	0.0042
				3.4.6 通过帮助,下级医疗机构每年新收治病种的好转率	0.0042
				3.4.7 通过帮助,下级医疗机构危重急症转诊符合率	0.0041
		3.5 医院的服务能力	0.0395	3.5.1 本机构危重急症诊断符合率	0.0199
				3.5.2 本机构危重急症治愈率	0.0196
		3.6 有效性	0.0337	3.6.1 医疗机构管理层的重视程度	0.0173
				3.6.2 医务人员的认知度	0.0164
		3.7 双向转诊结果	0.0328	3.7.1 年上转率	0.0131
				3.7.2 年下转率	0.0134
				3.7.3 年同级(综合/专科)医疗机构转诊人次数	0.0063

第十一章　管理协同机制指导下的医院集团化改革策略

一、管理协同机制

管理协同是指运用协同论的基本思想和方法,研究管理对象的协同规律并实施管理的一种理论体系,其目的是更加有效地实现系统的整体功能效应。对医疗机构而言,医疗机构管理协同就是指用协同的基本理论和方法来指导医疗机构的管理实践活动而形成的一系列管理思想、理论和方法的总称。

与传统医疗机构管理相比,管理协同在理论和思想、处理问题的方法以及对待问题的视角上都有很大的不同之处。传统管理的理论和思想是建立在高度的专业化分工和僵化的科层式组织基础上,强调分工的重要性而对整体重视不足,而管理协同则突出强调要素间协同、配合的思想;传统的医疗机构管理注重医疗机构所需资源或要素的寻求,认为医疗机构只要拥有了资源优势,就可以在激烈的市场竞争中获得竞争优势,往往忽略了医疗机构环境变化,而管理协同不仅注重医疗机构的自身资源优势,而且还关注医疗机构与环境变化的适应性如何,即把医疗机构与环境协同起来;传统的医疗机构管理强调劳动分工和专业化的思想,医疗机构经营、技术、管理等方面的界限比较明显,而管理协同则重视系统协同的思想,如研发、生产、营销以及服务过程的协同,把医疗机构的各项活动作为"价值链"来研究;传统的医疗机构管理强调医疗机构内部诸如人、财、物、技术等各项资源的合理配置和有效利用,研究范围更多关注医疗机构内部,而管理协同不仅重视医疗机构内部资源的优化配置和合理利用,而且重视医疗机构外部资源的充分利用,重视把医疗机构的内外资源结合起来纳入协同范畴;传统医疗机构管理的适应能力是一种无"自组织"的适应市场变化的能力,而管理协同的适应能力是有"自组织"的适应市场变化的能力;传统医疗机构管理的市场条件相对稳定,可以预测,而管理协同的市场条件是快速多变难以预测的;传统医疗机构管理的组织特点是僵化的职能界限,有计划的学习,而管理协同的组织特点是"自组织""自学习"和"自协调"。

管理协同有很强的目的性。管理协同追求的中心目标是"2+2>4"的协同效应,其本质要求是实现系统要素的优势互补、聚合放大和功能倍增,而实现这一目标则要求管理协同的各要素按照一定的协同方式相互作用、协调、同步,产生主宰系统发展的序参量,从而支配系统向有序方向发展,使系统的整体功能最强,产生协同效应。

管理协同有很强的优化性。从管理协同内涵的描述中可以看出,实现管理协同要对各种管理要素进行整合,并综合运用各种不同的方法、手段促使组织系统内部各子系统或要素相互作用、相互合作和协调而实现一致性和互补性。这本身包含着优化的思想,而且经过对不同方法、手段的应用,以一种能充分发挥各个管理要素的优势最终实现整体优势,整体优化的目的。

管理协同能达到互动性。管理协同的目的是实现管理协同效应,而实现管理协同效应单靠单个的要素难以实现,是需要各种管理要素相互配合、相互作用的互动,而加强要素的效果导致整体的发展。

管理协同强调同步性。管理协同的同步性强调协同过程中要素配合在时空上是同步的。空间上的同步性要求协同要素之间协调配合,就好比交响乐队,必须有弦乐、器乐和打击乐等不同部分协调演奏,才能产生出美妙的乐章,达到预期效果。管理协同的同步性克服了子系统或要素之间的不协调,使系统形成协调一致的整体运动,从无序走向有序。

同一层级区域内,资源的过度分散和决策体系的多头不能体现出整合后的优势,各集团成员分散开来不易出现规模效应,易造成整体收益出现边际递减,只有把同类资源进行整合,出现一个作为统一管理者的组织才便于解决问题。

二、加强医院集团化战略协同

战略是对未来的发展方向和目标做出的纲领性规划和设计,对医院的集团化管理具有重要的指导意义。若要实现医院集团的协同发展,首先要实现医院集团的战略协同。

(一)健全完善公立医院法人治理结构

目前,从医院集团化改革的实际情况来看,各地在改革的实践当中大多未触及体制和机制的根本改变,但有个别地区已经开始了积极的尝试,如:遂昌县探索建立公立医疗机构的"管办分离"机制,成立公立医疗机构管理中心,其性质为具有独立法人资格的公益性事业单位,但要受县卫生局管理,其实质上仍属于卫生局下属的一个职能机构,政府"办"和"管"医院的职能没有完全分开。在对公立医院的监管方面,该县探索建立第三方监管制度,成立县医疗卫生监事会,但组成成员多数由各职能部门(卫生局、监察局、国资委等)的人员占据,缺乏除政府外的其他社会群体(专家、经济学家、财务分析师等)的参与,不利于第三方监督机制的实现。因此,各公立医院试点地区在进行县域医院集团化改革时,首先要解决基础性问题,改变传统体制,进一步建立"管办分开、权责明确"的管理机制。

(二)建立完善战略管理体系

结合医院集团化改革的实际来看,有些项目地区已逐步向紧密型医院集团化的方向迈进,但拥有多个医院情况复杂的管理集团,并未设立专门的战略管理部门,比如:遂昌县成立社区卫生总院(拥有20多家乡镇卫生院),但县社区卫生总院挂靠县中医院,实际上两者是一套班子,并未建立专门的战略管理部门,对整个集团的发展进行战略规划,这样不利于整个医院集团战略管理体系的协调一致。

应根据各地集团化开展的实际情况,加快设置独立的战略管理部门,编制整个集团的战略规划,并指导下属集团成员做好本医院的子规划,形成相互协调的战略体系。

三、加强医院集团化业务协同

在当今竞争激烈的医疗服务市场环境中,医院集团能否拥有较强的竞争力取决于各个业务环节协同的程度。只有善于破除影响整体效果发挥的瓶颈,才能实现医院集团功能的最大化。

(一)业务纵向协同

结合医院集团化改革的实际情况,发现医院集团化的纵向合作基本上各地都有开展,但大部分不涉及实质性的部门业务的纵向联合。余姚市在业务的纵向协同方面做出了有益的尝试,当地政府在发现县域内检验资源存在相对分散、重复配置等问题的情况下,做出了成立临床检验中心的决策,最终实现了县域内检验资源的有效整合,节约了成本,提高了资源利用效率。

因此,各地区可根据当地实际情况,进一步开创其他业务的纵向协同,比如:区域内卫生物资采购的纵向协同,建立区域内统一的物资采购平台,统一配送;开创区域内"双向转诊"机制的纵向协同机制,有效的实现病员的规范、有序流动。

(二)业务横向协同

从医院集团化改革的实际情况来看,试点县主要以纵向合作为主,但上级医院之间或医院业务部门之间开展协同合作的较少。比如:遂昌县在上级医院横向协同方面做出了探索,实现了对肝病、肛肠、产科、血液透析 4 个专科资源的整合,有效地防止了同级医疗机构因为争夺有限的病员形成恶性竞争。

但值得注意的是,业务横向整合不充分,希望政府部门能在今后的医院集团化改革工作中,进一步针对上级医院进行同类业务部门横向协同,优势互补,实现区域内医院集团整体实力的提升。

四、促进医院集团化资源协同

医院集团化的目的是想通过集团间各种要素的协同,实现对资源的优化配置,使资源在集团范围内产生的效应放大或加倍。

（一）统一财务管理

结合医院集团化改革的实际来看,各试点地区医院集团内财务管理普遍实行"统一管理、独立核算"的模式,但鲜有集团设置单独的机构把集团作为一个整体来进行财务规划、统一预算,而且集团内部成员之间在财务计划编制方面缺乏上下联动,集团成员间的沟通不畅。

集团若想对各成员进行有效的控制和管理,必须将集团各成员视为一个整体来进行财务规划和预算,实行财务集中管理模式,建立科学合理的预算管理体系,实施财务集中核算,这样便于集团对内部成员的财务信息进行实时监控,确保其经营行为规范。比如:在集团理事会下设预算管理委员会,负责编制预算,结合集团的总体预算目标和内部成员各自的预算方案综合制定;资金的集中管理可通过在集团内设立资金结算中心来实现。

（二）统一人力资源管理

从医院集团化改革的实际情况来看,虽然各地在集团化改革的实践中运用了讲座、培训、技术指导等方式培养人才,但各地医院集团普遍缺乏一个整体的人力资源战略规划,医院集团成立后在人力资源规模、人员结构、素质等方面存在一系列问题,比如:余姚市临检中心成立后检验业务量大大增加,但人员编制没有增加;集团内县级医院和乡镇卫生院的医护人员学历层次普遍偏低(主要为本科、大专)。

人力资源是最稀缺的战略资源,是医院集团化发展的决定性因素。各地医院集团应根据本地的实际情况,尽快制订人才引进和培养计划,合理优化职称、学历配置;并通过法人治理结构的完善,获得对集团的人事任免权,实现集团人力资源的整体优化配置。

五、提升医院集团化信息协同

从医院集团化改革做法的分析中不难得出,各试点地区医院集团大多重视物资、人员、财务等有形资源的统一管理,但对无形的信息资源的协调管理重视不够,现代化信息传递网络也不尽完善,项目地区中只有个别地区建立了信息链,比如:遂昌县两家县级医院对 PACS 系统、LIS 系统和 HIS 系统进行了升级。政府投入 200 万元,建立县、乡之间的网络视频教育、双向转诊、远程会诊等系统,逐步实现卫生信息的统一高效、互通共享。

有效的信息沟通是实现管理协同的基础。在知识经济时代,信息协同对企业集团的协同发展具有重要的战略意义。各地医院集团首先应充分利用现代网络和通信技术,建立信息沟通的平台;再者,集团内部可尝试建立"信息化委员会",负责整个集团内部的信息化建设。

试点地区的改革实践已为医院集团化改革模式的构建做出了有益的探索,我们应该在项目地区改革的基础上充分总结医院集团化改革的经验和不足,在"管理协同理论"的指导下鼓励各地区努力探索并逐步建立"以战略协同为中心,以业务协同、资源协同为构架,以信息协同为支撑"的医院集团化协同发展模式。

第十二章　医疗服务体系资源整合促进策略与建议

一、变革管理体制

目前我国医疗服务体系资源配置和结构布局不合理,主要表现为区域卫生资源配置不当,医院规模无序扩张,成本效益、规模效益持续下降,综合性医疗机构与社区卫生机构之间协作关系不佳,各级医疗机构之间无序竞争、相互脱节的现象,合作沟通、有效协作在大多数地方更是纸上谈兵,医疗服务体系结构与功能定位不清,导致与群众健康需求不吻合,极大地浪费了有限的医疗资源,究其根源主要是医疗卫生管理体制存在"管办不分、政事不分"的现象。

"管办分开、政事分开",要体现医院独立的法人地位。医院在发展规模的时候要考虑自身的需求、效率和效益问题。

(一)理顺公立医院管理体制

若要实现公立医院"管办分开",理顺管理体制是至关重要的。管理体制不顺,则会造成政府投入越来越多,资源浪费现象越来越严重。目前,各地虽然在积极探索建立不同性质的医院管理委员会,但要厘清"管委会"和"卫生行政部门"的职责和权限,比如,"管委会"主要负责医院发展战略和规划的制定以及医院重大事项的决策,而"卫生行政部门"履行行业政策制订、宏观调控、全行业监管的职能,这样有利于形成双方相互监督、相互制衡的局面,最终有效地实现"管办分开"。管办分开以后,将会减少政府对医疗机构的干预,各级医疗机构在其发展过程中,也会根据市场的需求、资源的整合与共享以及机构的功能定位来确定自身的发展目标和规模,通过组建不同形式的医疗联合体和医院集团实现医疗服务体系的资源整合。

（二）建立公立医院服务体系法人治理的可操作实务规则

政府应组织相关领域专家明确法人治理模式下公立医院服务体系治理原则;构建公立医院法人治理准则(包括:行为准则、绩效评价与激励约束机制、相关者利益保护规则等);制定公立医院法人治理章程指南,以期为不同形式的公立医院服务体系提供参考。最终实现不同级别医疗机构之间的资源优化配置,强化医疗行业的监管力度,体现公立医院的公益性,有利于改革风险的有效控制。

二、新型医疗服务模式亟待建立

分级医疗体系是以基层首诊、分级医疗和双向转诊为核心内容的全程化和无缝隙的健康管理流程及体系和制度安排,是具有中国特色的医药卫生体制改革制度。

由于多年来医疗市场的无序竞争,导致有效地分级诊疗基本流于形式,根本没有实现病人分流。目前基于现代医院管理制度构建"基层首诊、分级诊疗、上下联动、急慢分治、防治结合"的合理就医格局目标尚未实现,各级医疗机构在三级医疗卫生服务体系中的定位尚不准确,未能充分发挥各级医疗机构在医疗服务体系资源整合中相应的作用,未能体现其对三级服务体系的贡献。主要表现在:一方面是上级医疗机构人满为患,医疗资源的过度使用;另一方面是下级医疗机构医疗资源闲置、浪费严重。

（一）完善"双向转诊"制度

双向转诊制度是实现"分级诊疗"的制度保障核心。双向转诊制度对于提高患者的及时就诊率、进行资源整合有很好的效果。我国目前需结合规范临床路径及疾病诊疗指南,制定出切实可行的双向转诊制度。通过双向转诊,充分利用上级医疗机构的医疗技术优势和设备优势将区域内急危重病例留在本地治疗,高精尖业务在上级医疗机构内开展,将小病、慢性病、康复期和术后病患从上级医疗机构转诊到基层医疗卫生机构,利用基层医疗卫生机构地域优势方便广大群众就医,引导病人合理分流,提高医疗资源利用率。

(二)引导患者改变就医习惯

深化医改要继续围绕加强宣传教育,促使老百姓形成正确的就医观念。政府可通过多种媒介渠道进行相关知识的教育。比如:利用电视、广播、宣传海报等方式宣传国家关于对医疗服务体系资源整合的相关政策,加强对"社区首诊"、分级医疗和双向转诊等理念的引导和舆论宣传,逐步改变居民就医观念,改变其对医疗机构过高的心理期望值。

政府需要大力发展老年护理以及社会养老机构,鼓励康复期的病人到基层医疗服务机构就医,改变目前养老病人挤占了部分医疗资源的现象,这样可以部分缓解医院床位紧张的现状,有利于病人合理分流。

(三)打破医生合理流动的壁垒

以"一盘棋"的思想实现以三级医疗机构为龙头的上、下级医疗机构联动,其核心是促使医务人员合理流动。鼓励适当放宽政府限制,切实推行医师多点执业制度,借助行业组织来加强管理。引入行业组织来加强对执业医师的日常管理,搭建医师诚信平台,对优秀的执业医师采取少限制多鼓励的政策,而对有不良记录的医师则限制其多点执业。引导医师多点执业去基层,避免患者无论大病还是小病都往大医院跑的现象持续发生,避免医疗资源浪费。

三、医疗联合体的组建与运行

从某种程度上来说,医联体的成立顺应了历史发展的潮流,是市场经济条件下医疗机构自我探索和创新的实践成果,它有利于增强医疗机构的综合实力和抗击风险的能力,有利于整合区域内的有限的医疗卫生资源,有利于资源整体优势的发挥。但目前的现状是,由于相关人事制度、财务制度等体制、机制约束,医联体内并没有达到人、财、物的有效协同,合作流于形式。有些医联体虽然具备了华丽的外壳,但实质上缺乏明确的医联体内部整体战略规划,各层级医疗机构之间缺乏有机的联系和协调,存在各自为政现象,导致信息障碍、资源浪费、病人无序流动,医联体整体运作效率低下。

（一）构建顶层设计，政府适当放权

政府可探索将基层医疗机构的人、财、物权交给医联体的核心医疗机构,而政府主要负责做好顶层设计,制订出有利于医联体发展的策略和措施,负责进行宏观调控。政府赋予医联体内部更多的权力,有利于达到真正意义上的人通、财通、医通;有利于调动医联体合作单位的积极性,建立有利于卫生体制长远发展的紧密型医疗联合体。

（二）完善医联体内部管理机制、运行机制

医联体要求更新的管理理念、更高水平的管理者和管理模式。医联体的管理有别于以往的单体医院的管理,是有不同地区、不同规模、不同级别、不同隶属关系的医疗联合体,因此,如何提高和完善相应的内部管理机制和运行机制,是医疗联合体成立之后的核心问题。首先,要设立科学的医院最高管理团体,强调分工协作,各司其职,再根据医院实际情况形成完善的管理机制配置。要建立权力机构、经营管理机构和监督管理机构,强调统一管理,避免多头控制。健全规章制度,形成权力分配、经营、监督的良性循环。其次,要明确医院发展目的,合理规划医院发展战略和相关的人力资源、财务战略,建立合理的组织架构和绩效指标体系,实行科学的绩效工资体系,在此基础上理清医院管理相关流程,进行流程优化,并且形成持续的改善,提高医院整体管理水平。

（三）全方位的技术合作

建立医疗设备检查结果互认、共享机制,合理、有效利用卫生资源,可以采取上、下级医院间医学检验、放射检查结果互认(省内的二级、三级医院之间),这样

可以降低患者就医费用,简化患者就医环节。

在知识经济时代,信息通畅对医联体的的发展具有重要的战略意义。各地医联体内的医疗机构可尝试充分利用现代网络和通信技术,建立信息沟通的平台,实现信息对接,利用医院和社区的信息共享平台,简化转诊病人的就诊程序,同时方便医生对患者的跟踪随访。同时,医联体内部可尝试建立"信息化委员会",负责整个医联体内部的信息化建设。

四、强化医疗保障制度的引导作用

目前作为医疗费用支付方的医保部门在费用监管方面缺乏有效的激励措施,仍以单纯的行政监管手段为主,医疗保险制度仍显薄弱。现行的医疗服务体系下的医疗保险制度对患者在不同医疗机构的自付比例略有不同,但实际差距并不很大,无法起到合理分流患者的作用。从病人的流向来看,支付方式的建立并没有发挥引导患常见病、多发病的病人在基层医疗机构就诊的作用,也未实现患者在不同级别的医疗机构之间进行双向转诊;从医保资金的流向来看,区域外就诊比率偏高,医疗保险制度并未起到有效的患者引流作用。

我国医疗保险制度的设计可遵循保障社会公平就医兼顾医疗资源效率化的原则:首先,可尝试逐步打通各类医疗保险,逐步提高医保基金统筹的层次;其次,可以通过适当改革支付方式,合理约束作为服务提供方的医疗机构出现趋利行为,最终实现医疗服务体系的资源整合。

(一)加强研究,逐步实现分类支付

对于专科医院,可以实行按床日付费。比如,精神病专科医院,特点是住院治疗所占比重较大,而且入住的时间较长,床位费用相对稳定,则需根据相应测算判断其入院平均天数,按天进行补助(对于不同级别的医疗机构应有所不同);对于部分诊断清楚、病情简单、不易复发和合并症少的手术病种,可根据国家卫健委的临床路径,结合各地区的实际情况和经济发展状况,采取按病种付费;在医保资金资源的分配上也可采取总额预付制,这是经过实践检验的一种行之有效的支付方式,各地应结合本地区的实际情况在原有的基础进行补充完善。

（二）加强配套制度改革

医保支付方式改革是个复杂系统，涉及卫生系统方方面面的利益调整和就医行为模式的转变，因此需要多种配套制度的改革。第一，继续明确各级医疗机构的功能定位，强化各级机构分工与合作的理念，建立有序、呈梯度的转诊体系以达到优化医疗资源的配置和利用的目的；第二，加快推进医保支付方式改革，但同时要与质量控制的相关考核评估相结合，要做到费用控制与质量提升兼顾，防止出现因费用控制而导致服务质量下降的现象。

五、促进医疗服务体系资源整合

（一）充分发挥上级医疗机构在医疗卫生服务体系资源纵向整合中的引领作用

国外医疗服务体系分工比较明确，不同层级医疗机构发展相对均衡，而我国的三级医院在医疗卫生服务体系中的作用突出，社区卫生服务中心的力量薄弱，未能充分发挥其在医疗卫生服务体系中的作用。因此，应基于现代医院管理制度"构建基层首诊、分级诊疗、上下联动、急慢分治、防治结合的合理就医格局"的理念，侧重围绕着上级医疗机构在三级医疗卫生服务体系中的定位，充分发挥上级医疗机构在医疗服务体系资源整合中的引领作用，体现其对三级服务体系的贡献。2012 年 6 月 19 日，国家发改委副主任、国务院医改办主任孙志刚提出"要优化资源配置，建立上下联动的县域医疗卫生服务体系"。县级医院覆盖 9 亿多人口，是基层医疗服务体系的"龙头"，也是联结城市大医院和基层医疗卫生机构的桥梁和纽带。要针对县域的实际，制订好县域医疗卫生发展规划，明确县、乡、村三级医疗机构的分工协作关系，建立基层首诊、双向转诊、分级诊疗的合理诊疗模式。《"健康中国2030"规划纲要》同样指出："全面建成体系完整、分工明确、功能互补、密切协作、运行高效的整合型医疗卫生服务体系。"上级医疗机构在医疗服务体系中居于主导地位，对医疗服务体系资源整合的促进起到决定作用，因此，要充分发挥上级医疗机构在医疗服务体系资源整合中的引领作用,带动基层医疗服务机构能力的提高。

（二）加强对医疗服务体系资源整合的考核

国外医疗资源整合起步较早,社区医疗发展相对成熟,双向转诊制度比较规范和完善,而我国医疗服务体系资源纵向整合起步较晚,基础薄弱,缺乏对医疗服务体系资源纵向整合相关指标的考核来指引三级诊疗服务体系健康发展。访谈中有些医院管理者提出:"卫生行政部门应建立科学的考核体系,以客观的指标考量医联体的运转情况,充分发挥'管'的职能。"从这次调研的情况不难发现,目前对医疗服务体系内医疗机构的考核仍侧重考查医疗质量、医疗安全等维度。而随着医改的逐步深入,未来的医疗机构评审标准应打破传统的考核方式,除此之外,还应该把医疗机构置身于整个三级医疗卫生服务体系中进行考量,看其是否在整个卫生服务体系中发挥了应该发挥的作用,医疗机构的考核定位也应该朝着更加强调其在医疗服务体系中的贡献大小的方向发展。建议有关部门将医疗服务体系资源整合的评价指标体系作为专门的维度纳入对医疗机构的日常考核,引导其注重医疗服务体系资源整合的意识,并不断为促进医疗服务体系资源纵向整合而做出努力。

六、政府角色体现

（一）落实财政补助政策，确保医联体有效运转

政府加大投入和加强政策引导是推进社区卫生事业发展和医疗服务体系建设的根本保证。医联体运转经费主要来源于财政日常投入和项目费用两部分,需积极争取优惠扶持政策。原财政补偿渠道不变,按照医改有关政策要求,财政部门要在现有财政投入的基础上逐年增加医联体龙头医院、骨干医院补助经费,用于对基层医疗卫生机构业务指导、专项检查和定期考核、医务人员下派补助、专业技术人员培训及医联体的正常运转。统筹区域内卫生系统人力资源,人社部等相关部门需落实龙头医院和骨干医院业务人员编制,满足区卫生事业编制、床位和人员数量

的需要。

（二）引导建立"基层首诊制度"

长远来看，医疗服务体系的资源整合运营必须和支付方式改革联动起来，只有通过支付方式的引导，以各类医疗保障制度为依托，以价格为杠杆，尝试建立"基层首诊制度"，可制定相关优惠政策进行引导，比如：在基层医疗机构首诊可享受预约医联体龙头医院专家门诊、检查、住院、转诊等一站式服务并享受优先诊疗、优惠就医等政策，鼓励病人基层就医。

七、促进医务人员及医院管理者作用发挥

医务人员是医疗服务体系资源整合促进措施的直接实施者，他们的认知、行动以及效果将直接关系到医疗资源整合的促进程度，从而影响医疗机构的长远发展。医院管理者作为医疗机构的领头羊，要充分发挥其全局把握的能力，制定内部运行机制和发展措施，促进医疗机构发展。

通过分析发现：各级医疗机构的医务人员均普遍认可开展医疗服务体系资源整合后对所在医疗机构的影响，这也为我们的干预提供良好的基础。但通过调查也发现存在的一些问题，首先在认知上表现为医务人员对医疗服务体系资源整合的认知度不高；不同年龄段、性别对医务人员的认知程度也有影响。其次，在行动上体现为下级医疗机构的医务人员进修机会有待增多，向下级医疗结构转诊患者的医务人员相对上转过患者的医务人员少；不同性别、不同工作年限的医务人员行动力不同。最后，建立网络信息系统，实现信息共享与医疗机构间的医疗设备检查结果互认均有待加强；医务人员向下级医疗机构转诊患者的主动意识和行为亟待加强。

（一）对医务人员的认知进行正确引导

建议医院管理层定期的（每月 1 次）结合本机构开展工作的实际情况对医务人员进行医疗服务体系资源整合或医改等相关内容的知识讲座，或者聘请高校/研究

机构的从事该领域研究的研究人员、卫生行政部门的管理人员定期(一季度 1 次)到医疗机构进行相关内容的培训、宣讲。从知识层面上丰富医务人员的认识。

应重点针对 18~25 岁的女性医务人员进行认知干预,该年龄组资质相对较低,一般入职年限不长,很容易建立起对医疗服务体系资源整合的认知,可通过培训较高资质的医务人员,然后通过其带教较低资质医务人员的方式,实现医疗服务体系资源整合知识的传递。

(二)正性激励医务人员,使其行动不断加强

适当增加到下级医疗机构开展培训、进行专题知识讲座、开展坐诊和开展专项手术的次数和频率,建议对下转病人表现较好的医务人员进行正性激励,科室通过二次分配的方式考核医生量化的指标来分配收入。

建议医疗服务体系资源整合工作经验较丰富的专家通过自己的亲身经历,教育自己带教的低职称的医务人员,进行临床学习的同时普及医疗服务体系资源整合的理念,并可以通过带徒弟去下级医疗机构工作的方式加强其感受。

(三)激发医务人员积极性,提升资源整合的效果

医疗机构的管理层面需要继续重视加强医联体内部的网络信息平台建设,加大投入力度,实现互联互通设备的配备,实现信息共享。

医院要从领导班子开始进行医疗服务体系资源整合理念的宣传和教育,使其建立正确的思想观念,为下属树立榜样;应继续开展上级医疗机构医务人员对下级的培训,鼓励其下转康复期的病人,并给予一定的奖励。

(四)医疗机构管理者要充分实施资源整合相关措施

措施的实施是对医疗机构之前制定制度和标准的具体执行。各项工作安排、执行过程中的协调与控制工作到位与否,对能否促进医疗服务体系资源整合目标的实现也是至关重要的。针对该情况,提出以下建议:

1.对派遣人员职称资质进行认定

鉴于下级医疗机构的促进应该是全方位的,因此,上级医疗机构可以适当地下

派一定的管理人员,帮助下级医疗机构提高管理能力。比如:上级医疗机构可以采取组织院级领导干部、中层管理人员到基层,就行政管理、业务管理等方面采取集中传授与交流的方式或者直接下派1~2名管理干部到下级医疗机构工作,加强下级医疗机构的管理能力。应把医务人员下基层服务与工作成绩与晋升职称相结合,比如:上级医疗机构可选派具备职称晋升资格的医务人员以脱产形式到下级医疗机构提供医疗卫生服务,服务时间至少六个月。建议上级医疗机构根据本机构能力及人员实际情况安排有晋升中级或副高职称的人员到基层提供会诊、培训、手术医疗等服务。

除了"输血",下级医疗机构还应该具备"造血"功能,比如:可以通过上级医疗机构的人才招聘平台面向社会统一招收并结合医院本身人力资源统筹调剂,将学历高、素质好、适合到下级医疗机构工作的人才输送到基层,人员的基本待遇可由医院承担,政府每年拿出一定的专项资金给予补贴作为基本保障,绩效工资则由社区按照激励机制发放,这样可以极大地改善下级医疗机构人员的整体学历、职称结构和业务素质,解决"招不到、留不住、不安心"的人才困境。

2.全面开展相关业务

可以采取建立医联体内会诊制度。比如:上级医院负责对服务体系内成员单位的疑难病人进行会诊,为高风险患者的管理提供指导,为患者提供双向转诊服务,建立涵盖治疗、康复、护理的功能连续、全程服务链。具体开展业务内容包括:上级医疗机构每年到下级医疗机构指导其开展与其业务发展密切相关的手术50例左右;可对基层医务人员进行"院感""病历规范""护理操作""心肺复苏""手卫生六步洗手法"等内容的专题讲座,每月1次;每年可接受下级医疗机构医生进修2~3人;下级医疗机构可选送医疗技术骨干到上级医院免费接受进修培训,每两个月1次。

第十三章　医疗服务体系资源整合总结和展望

一、医疗服务体系资源整合主要研究成果

（一）相关理论问题与分析

本研究筛选出协同理论、发展战略规划理论、PDCA 循环理论、认知行为理论，并探讨各个理论在医疗服务体系资源整合中的作用。第一，"协同理论"，强调三级医疗卫生服务体系中的各级医疗机构协调配合，三级医疗机构通过发挥其龙头作用带动下级医疗机构的发展；第二，"发展战略规划理论"，通过回顾历史、分析现状、展望未来确定现代医院的发展目标和方向；第三，"PDCA 循环理论"，该理论为医疗服务体系资源整合提供了新思路；第四，"认知行为理论"，该理论致力于提高医务人员的认同并推动医疗服务体系资源整合。

（二）医疗服务体系现状与资源整合趋势分析

本研究总结了国内外医疗服务体系的沿革与资源整合实践，运用文献计量分析的方法对国内外医疗服务体系资源整合领域内的相关文献进行关键词分析，得出国内外缺乏针对医疗服务体系资源整合的过程环节研究，进行偏重实施的效果研究，需加强对服务体系资源整合的全过程研究。

（三）医疗服务体系资源整合中的作用方式及因素分析

本研究基于"医务人员认知行为理论"模型,采用聚类分析及相关性检验,构建出医务人员作用发挥的机制模型,通过对该模型认知、行动和效果三个维度影响因素的探讨,为医务人员促进医疗服务体系资源整合提供针对性建议;运用主题框架法对收集到的医疗机构管理者的访谈资料进行定性分析,最终分整合的前提、整合的过程实施、整合的实施结果三个主题对医疗机构管理者在医疗服务体系资源整合中的作用进行分析。

（四）医疗服务体系资源整合战略流程概念模型构建

本研究采用 IDEF0 建模法构建医疗服务体系资源整合战略流程概念模型,从全局角度对医疗服务体系资源整合战略流程做出清晰规范的描述,让医院管理者和执行者通过模型便可清楚地理解系统的运行模式。

通过运用 PDCA 循环原理,探讨如何统筹各方资源完成战略流程管理的全过程,最终促进医疗服务体系资源整合的实现。首先确定了医疗服务体系资源整合战略流程的开发程序并确定开发过程节点,根据节点首先构建顶层设计模型,然后构建 PDCA 四阶段的 IDEF0 模型图。

（五）医疗服务体系资源整合评价指标体系

本研究根据医疗服务体系资源整合战略流程管理的开发过程节点及 PDCA 四阶段的 IDEF0 模型图,具体构建第三层的节点涉及的每个具体指标。

本研究构建了 3 个一级指标维度、13 个二级指标维度以及 36 个三级指标的促进医疗服务体系资源整合的评价指标体系。一级指标包括资源整合的前提、过程实施、实施的结果,其中,整合的前提下包含政策支持保障、信息网络、人力、互通联络设备 4 个二级指标;过程实施下包含派遣人员、业务开展 2 个二级指标;实施结果下包含合作医疗机构数量、医院的辐射力、医院的服务效率、医院对服务体系的贡献能力、医院的服务能力、有效性、双向转诊结果 7 个二级指标维度。

（六）策略和建议

本研究通过理论和实证分析提出以下策略和建议：第一，变革管理体制：理顺公立医院管理体制；建立公立医院服务体系法人治理的可操作实务规则。第二，新型医疗服务整合模式亟待建立：完善"双向转诊"制度；引导患者改变就医习惯；打破医生合理流动的壁垒。第三，医疗联合体的组建与运行：构建顶层设计，政府适当放权；完善医联体内部管理机制、运行机制；全方位的技术合作。第四，强化医疗保障制度的引导作用：加强研究，逐步实现分类支付；加强配套制度改革。第五，政府角色体现：落实财政补助政策；引导建立"基层首诊制度"；加强对医疗服务体系资源整合的考核。第六，促进医务人员及医院管理者作用发挥：对医务人员的认知进行正确引导；正性激励医务人员，使其行动不断加强；激发医务人员积极性，提升资源整合的效果；医疗机构管理者要加强对派遣人员职称资质的认定并全面开展相关业务。

二、医疗服务体系资源整合的研究创新

（一）提供研究新视角

本研究摒弃了传统研究对医疗服务体系资源整合大多关注整合的某个方面的弊端，如：探讨整合的意义、医学整合、学科整合、信息整合、财务整合、人力资源整合或者研究整合的模式、整合的机制、典型案例研究，从注重上级医疗机构发挥其在三级医疗服务体系当中作用的视角出发，针对促进医疗服务体系资源整合的前提、过程、结果环节进行全过程研究。

（二）理论研究创新

本研究在对体系、医疗服务体系以及医疗服务体系整合的概念进行分析的基础上，结合实际情况，提出了"医疗服务体系资源整合"的概念，并在此基础上阐述了促进医疗服务体系资源整合需要通过在不同层级的医疗机构之间的计划层面、组织层面、实施层面等环节设计出一整套的方案和模式来保证其实现。

本研究创新性地将"系统理论""协同理论""发展战略规划理论""PDCA 循环理论"应用于促进医疗服务体系资源整合的实现,用理论结合研究的实际展开分析,并用其指导医疗服务体系资源整合的实践,丰富了理论的实践运用。

（三）实践应用创新

本研究在医务人员认知行为理论模型的基础上,结合实际现场调研的结果,对医务人员作用的维度进行了分析和检验,在此基础上构建了作用发挥的机制模型,为将来政策决策者对医务人员的干预和提高其作用发挥提供了现实依据。

本研究通过借助 IDEF0 方法,并遵循 PDCA 循环原理,创新性地将其运用于医疗服务体系资源整合促进指标体系的建立,包括 3 个一级指标维度、13 个二级指标维度以及 36 个三级指标。该套指标体系为将来卫生行政部门建立科学的考核体系,用客观的指标考量医疗服务体系资源整合的过程及结果提供了可操作性的建议。

三、医疗服务体系资源整合的研究局限与不足

（一）理论研究需继续深入

本研究在对我国医疗服务体系资源整合的理论的探讨中,借鉴了"发展战略规划理论""协同理论""系统理论"等理论内容,但由于目前国内对我国医疗服务体系的研究尚不成熟,可借鉴的内容尚少,所以在对理论的分析与实际的结合中尚存在一定的不足,未来需要继续加深对相关理论的研究和融合。

（二）实证研究范围需扩展

考虑到课题的安排、经费以及现场调研点工作的支持与配合程度等因素,本研

究针对湖北、广西部分地区的医疗服务体系资源整合的情况进行了深入调研,未来可以选取我国其他地区针对该指标体系做进一步的探讨和研究。

四、医疗服务体系资源整合的研究展望

(一)继续加强理论研究

针对目前国内缺乏"我国医疗服务体系资源整合"的相关理论研究,并缺乏实践现状,将来需要进一步深入对"我国医疗服务体系资源整合"理论的运用和发展研究,不断地丰富该领域的理论及实证。

(二)指标体系的进一步拓展

鉴于本研究的"医疗服务体系资源整合评价指标体系"是基于我国医疗机构纵向资源整合的现状,上、下级医疗机构之间主要以相对松散联合为主构建的,因此,未来应该随着医药卫生体制改革推进的实际情况以及我国各地区不同层级医疗机构间纵横联合开展的实际情况对指标体系进行丰富和发展。

参考文献

[1] Tsasis P, Evans J M, Owen S. Reframing the challenges to integrated care: a complex-adaptive systems perspective[J]. Int J of Integr Care, 2012, 12: e190.

[2] Lega F. Organisational design for health integrated delivery systems: theory and practice[J]. Health Policy, 2007, 81(2-3): 258-279.

[3] Mur-Veeman I, van Raak A, Paulus A. Comparing integrated care policy in Europe: dose policy matter[J]. Health Policy, 2008, 85(2): 172-183.

[4] Editorial. Design a model health care system[J]. AM J Public Health, 2007, 97 (12): 2126-2128.

[5] Enthoven A C, Tollen L A. Competition in health care: it takes systems to pursue quality and efficiency[J]. Health Aff (Millwood), 2005, 24: 420-433.

[6] Stephen J W, Paul R T. 卫生服务导论[M].6 版. 刘建平, 尹畅, 译, 北京: 北京大学医学出版社, 2004: 376-377.

[7] 代涛, 何平, 韦潇, 等. 国外医疗卫生资源互动整合机制的特点与发展趋势[J]. 中华医院管理杂志, 2008, 24(2): 137-139.

[8] 刘谦, 代涛, 王小万, 等. 我国医院与社区卫生资源互动整合模式与政策研究[J]. 中华医院管理杂志, 2007, 23(10): 688-692.

[9] Van Wijingaarden J D H, de Bont A A, Huijsman R. Learning to cross boundaries: the integration of a health network to deliver seamless care[J]. Health Policy, 2006, 79(2-3): 203-213.

[10] Kilbourne A M, Greenwald D E, Hermann R C, et al. Financial incentives and accountability for integrated medical care in Department of Veterans Affairs mental health programs[J]. Psychiatr Serv, 2010, 61(1): 38-44.

[11] Meijboom B, de Haan J, Verheyen P. Networks for integrated care provision: an

economies approach based on opportunism and trust[J]. Health Policy, 2004, 69 (1), 33-43.

[12] 王小合. 城市医疗服务网络布局发展研究[D].西安:西安交通大学, 2001.

[13] 李立明. 医学整合: 我国医改目标实现的关键[J]. 医学与哲学(人文社会医学版), 2010, 31(1): 17-19.

[14] Garfield E. Citation indexes for science: a new dimension in documentation through association of ideas[J]. Science, 1955, 122 (3159): 108-111.

[15] 刘志辉. 对信息计量学理论、方法和应用的思考[J]. 图书情报研究, 2009, 2 (1): 38-41.

[16] 孙振球. 医学统计学[M].3 版.北京: 人民卫生出版社, 2010: 610-116.

[17] 陈平雁. SPSS13.0 统计软件应用教程[M]. 北京: 人民卫生出版社, 2006: 68-72.

[18] 史祝梅, 王爱华, 孙闽君. 烟台市幼儿体质状况及影响因素的多分类 Logistic 回归分析[J]. 现代预防医学, 2009, 36(22): 4211-4213.

[19] Hussey S, Hoddillott P, Wilson P, et al. Sickness certification system in the United Kingdom: qualitative study of views of general practitioners in Scotland[J]. BMJ, 2004, 328(7431): 88.

[20] Slaughter L, Keselman A, Kushniruk A, et al. A framework for capturing the interactions between laypersons' understanding of disease, information gathering behaviors, and actions taken during an epidemic[J]. J Biomed Inform, 2005, 38 (4): 298-313.

[21] 王慧琴, 傅葵. 专家咨询法在妇幼保健机构绩效评价指标体系研究中的应用 [J]. 中国妇幼保健, 2009, 24(19): 2614-2615.

[22] Custer R L, Scarcella J A, Stewart B R. The modified delphi technique—a rotational modification[J]. J Voc Tech Educ, 1999, 15(2): 50-58.

[23] Atkins M S, Baumgarten J M, Yasuda YL, et al. Mobile arm supports: evidence-based benefits and criteria for use [J]. J Spinal Cord Med, 2008, 31 (4): 388-393.

[24] van Langeveld S A H B, Post M W M, van Asbeck F W A, et al. Development of a classification of physical, occupational, and sports therapy interventions to document mobility and self-care in spinal cord injury rehabilitation[J]. J Neurol Phys Ther, 2008, 32(1): 2-7.

［25］王文哲. 低碳经济范式下的环境保护评价指标体系研究［D］. 长沙中南大学，2011.

［26］杜栋，庞庆华，吴炎. 现代综合评价方法与案例精选［M］. 北京：清华大学出版社，2008：11-23.

［27］Gunn C A, Turgut V. Tourism planning basics concepts cases（4th Edition）［M］. New York：Routledge，2002：12.

［28］蔡林. 系统动力学在可持续发展研究中的应用［M］. 北京：中国环境科学出版社，2008：26-32.

［29］林晓伟，舒辉，陈明. 集成化物流资源整合的协同框架分析［J］. 经济管理，2011，2：147-152.

［30］Bobrek M, Sokovic M. Integration concept and synergetic effect in modern management［J］. J Mater Process Tech，2006，175（3）：33-39.

［31］陈其人. 亚当·斯密经济理论研究［M］. 上海：上海人民出版社，2014：78-82.

［32］王淑，王恒山，王云光. 基于协同学原理的区域协同医疗信息系统及协同模式研究［J］. 中国医院，2009，29（7）：31-34.

［33］Ming D, Chen F F. Performance modeling and analysis of integrated logistic chains：an analytic framework［J］. Eur J Oper Res，2005，162（1）：83-98.

［34］夏锦文，舒辉. 物流系统演化的协同学分析［J］. 商业研究，2009，12：190-192.

［35］刘丹，方鹏骞. 基于管理协同理论的县域医院集团化模式研究：以余姚、遂昌县为例［J］. 中国卫生经济，2012，31（11）：62-64.

［36］骆毅. 走向协同 互联网时代社会治理的抉择［M］. 武汉：华中科技大学出版社，2017：64.

［37］潘开灵，白烈湖. 管理协同理论及其应用［M］. 北京：经济管理出版社，2006：26.

［38］王耀辉，陈海啸. 台州以资产重组方式构建医疗集团的实践与探索［J］. 中华医院管理杂志，2015，31（1）：14-17.

［39］陈娜，袁妮，王长青. 医养结合供需耦合系统协同发展机制［J］. 中国老年学，2016，36（24）：6308-6310.

［40］翟耘锋. 协同力让企业生命体组织常绿［M］. 北京：经济管理出版社，2006：85.

［41］郭雷，袁伦. 中国企业人力资源管理外包的分析和建议——基于社会分工理论［J］. 经济研究导刊, 2011, 4：146-147.

［42］马宗庆，曹坤. 基于业务协同与集团管控平台的医疗集团信息化实践［J］. 中医药管理杂志, 2017, 25（5）：51-53.

［43］徐开林，王以坤，刘晓萍，等. 大型公立医院建设区域医疗协同体系的实践与探索［J］. 中国医院管理, 2017, 37（4）：61-63.

［44］徐凌中，邴媛媛. 卫生服务的公平性研究进展［J］. 中华医院管理杂志, 2001, 17（5）：265-267.

［45］刘庆，王清亮，费剑春，等. 我国医疗联合体主要运行模式及存在的问题［J］. 中国医院管理, 2017, 37（9）：33-35.

［46］乔治·凯勒. 大学战略与规划——美国高等教育管理的革命［M］. 别敦荣, 译, 北京：中国海洋大学出版社, 2005：163.

［47］蒋小凤. 对企业绩效管理 PDCA 循环系统的思考［J］. 人力资源开发, 2010, 8：90-91.

［48］房慧莹，姜可欣，马宏坤，等. 基于利益相关者理论整合基层医疗卫生服务体系［J］. 中国卫生经济, 2018, 37（6）：72-75.

［49］谢添，杨坚，冯达，等. 基于利益相关者理论的农村县乡两级医疗服务整合作用机制分析［J］. 中国卫生政策研究, 2015, 8（4）：53-59.

［50］Beauchamp M, Crawford K L, Jackson B. Social cognitive theory and physical activity：mechanisms of behavior change, critique, and legacy［J］. Psychol Sport Exerc, 2019, 42：110-117.

［51］Ashour A S. A framework of cognitive-behavioral theory of leader influence and effectiveness［J］. Organ Behav Hum Perfor, 1982, 30（3）：407-430.

［52］Rashidian A, Russell I. Intentions and statins prescribing：can the theory of planned behaviour explain physician behavior in following guideline recommendations［J］. J Eval Clin Pract, 2011, 17（4）：749-757.

［53］刘涌. 公立医院改革应循序渐进［N］. 21 世纪经济导报, 2012-03-09（T02）.

［54］Becker HS. Notes on the concept of commitment［J］. Am J of Sociol, 1960, 66：32-42.

［55］Buchanan B. Building organizational commitment：the socialization of managers in work organizations［J］. Adm Sci Qual, 1960, 19：533-534.

［56］Kuokkanen L, Leion-Kilpi H, Katajisto J. Nurse empowerment, job-related satisfaction, and organizational commitment[J]. J Nurs Care Qual, 2003, 18 (3): 184-192.

[57] 韶红, 张秋敏, 张友根, 等. 医务人员工作满意度组织承诺离职意愿的研究 [J]. 中国行为医学科学, 2004, 13(4): 450-452.

[58] 顾国煜. 组织承诺理论在医院人力资源管理中的运用[J]. 卫生经济研究, 2007, 8: 14-15.

[59] 姜国明. 人才管理: 水下冰山理论[J]. 人力资源开发, 2005, 10: 96-97.

[60] 俞继奋. 基于冰山理论的医院人力资源管理研究[J]. 医学信息, 2011, 24 (7): 1890-1891.

[61] 吴晓雯, 董辉军, 杨春梅, 等. 试论冰山理论在医院人力资源管理中的应用 [J]. 安徽卫生职业技术学院学报, 2010, 9(1): 1-2.

[62] 波特·马金. 组织和心理契约[M]. 王新超, 译. 北京: 北京大学出版社, 2000: 28.

[63] Argiris C. Understanding organizational behavior[M]. Homewood: Dorsey Press, 1960: 179.

[64] 余琛. 国内心理契约的研究现状与展望[J]. 经济论坛, 2004, 19: 145-146.

[65] 周颖华, 吴均林. 心理契约理论在医院人力资源管理中的应用[J]. 现代医院 管理, 2009, 7(5): 2-4.

[66] 吴文学, 张洪进, 赵学军. 从心理契约角度谈医院人力资源管理[J]. 解放军 医院管理杂志, 2009, 16(4): 330-331.

[67] 刘正周. 管理激励[M]. 上海: 上海财经大学出版社, 1998: 18.

[68] 薛平, 刘亚芳, 于淑梅, 等. 360度考核法导入临床带教中的应用体会[J]. 健康大视野(医学分册). 2007, 15(4): 52-53.

[69] Kaplan R S, Norton D P. The balanced scorecard: measures that drive performance[J]. Harv Bus Rev, 1992, 70(1): 71-79.

[70] Robert K, David N. Using the balanced scorecard as a strategic management system[J]. Harv Bus Rev, 1996, 74(1): 75-85.

[71] 罗伯特·卡普兰, 戴维·诺顿. 平衡计分卡: 化战略为行动[M]. 广州: 广东 经济出版社, 2005: 5-9.

[72] 邢明, 易利华. 平衡计分卡在医院管理中应用的研究综述[J]. 中国医院, 2010, 14(1): 77-79.

[73] 翟树悦, 吴健, 陈恒年. 平衡计分卡在国外医院绩效管理中的应用[J]. 中国

医院管理, 2004, 24(4): 21-24.

[74] 程广林. 关键绩效指标(KPI)的分解与设计[J]. 农村金融研究, 2008, 9: 16-20.

[75] 陆敏. 益人医院 KPI 绩效考评体系设计研究[J]. 中国医药指南, 2010, 8 (21): 171-172.

[76] Kaplan R S, Norton D P. The balance scorecard—measures that drive performance [J]. Harv Bus Rev, 1992, 70(1): 71-79.

[77] Judith E T, Ernest R, Ronald L K. Emergency medicine[M]. Xian: World Publishing Corporation: McGraw-Hill, 1999: 1-4.

[78] 柳俊, 李群芳, 胡梦含. 中法院前急救管理模式比较[J]. 医学与社会, 2011, 9: 55-57.

[79] Nagatuma H. Development of an Emergency Medical Video Multiplexing Transport System(EMTS): aiming at the nation-wide prehospital care in ambulance[J]. J Med Syst, 2003, 27(3): 225-232.

[80] Cottino A, de Micheli A G, Gai V. Formation of emergency medicine in Italy[J]. Eur J Emerg Med, 1998, 5(4): 457-460.

[81] 孙君红. 安全护理文化在急诊抢救室管理中的应用[J]. 中国误诊学杂志, 2009, 9(14): 3365-3366.

[82] 张涛, 王明晓, 张斌. 急诊医学现状及发展趋势[J]. 中国煤炭工业医学杂志, 2009, 12(2): 295.

[83]《国务院关于扶持和促进中医药事业发展的若干意见》解读[N]. 中国中医药报, 2009-05-13(3).

[84]《中共中央国务院关于深化医药卫生体制改革的意见》编写组编. 中共中央国务院关于深化医药卫生体制改革的意见[M]. 北京: 中国方正出版社, 2009: 5.

[85] 贺银凤. 我国老龄照料服务体系面临的挑战[J]. 人口学刊, 2009, 3(4): 23-28.

[86] 张伟燕, 李士雪. 我国城市社区卫生服务发展的主要模式、问题与对策[J]. 中国全科医学, 2005, 8(3): 23-29.

[87] 胡薇薇. 建立社区卫生服务双向转诊制度的几点思考[J]. 中国农村卫生事业管理, 2005, 10(2): 105-120.

[88] Wicks. Community care and old people[M]. London: Basil Blackwell & Martin

Robertson, 1982: 97.

[89] Dnpfnp-Bc L W, Holcomb L. Empowering community health: an educational approach[J]. J Commun Health Nurs, 2010, 27(4): 197-206.

[90] 李奇, 祝益民, 盛小奇, 等. 儿童医疗服务体系现况分析与思考[J]. 中国医院管理, 2012, 32(6): 23-24.

[91] 胡亚美. 诸福棠实用儿科学[M]. 北京: 人民卫生出版社, 2002: 1.

[92] 林嬿, 张亮. 探讨实现医院公益性的保障机制及其基本框架[J]. 中国医院管理, 2010, 30(12): 10-11.

[93] 封志纯. 我国儿科学科发展趋势的思考[J]. 中华儿科杂志, 2007, 45(1): 2-6.

[94] 葛延风, 王晓明. 报告六: 对中国医疗服务体系建设和有关改革的反思与建议[J]. 中国发展评论(中文版), 2005, 7(A1): 99-117.

[95] 黄伟, 龚勋, 张洁欣, 等. 关于农村基本卫生保健服务发展的若干思考[J]. 中国社会医学杂志, 2007, 3(1): 34-35.

[96] 卫生部. 中共中央国务院关于深化医药卫生体制改革的意见[J]. 中华人民共和国卫生部公报, 2009, 5: 1-10.

[97] 陈文玲, 易利华. 2011 中国医药卫生体制报告[M]. 北京: 中国协和医科大学出版社, 2011: 66.

[98] 周绿林, 豆月. 农村医疗卫生服务体系协同机制构建研究[J]. 中国农村卫生事业管理, 2017, 37(10): 1155-1158.

[99] 梁涛, 廖春丽, 韦师. 松散型与紧密型医联体管理模式的应用对比与分析[J]. 中国卫生信息管理杂志, 2019, 16(3): 370-374.

[100] 谭中生, 范理宏, 周晓辉. 医疗资源纵向整合的实践与体会[J]. 中华医院管理杂志, 2006, 22(11): 761-762.

[101] 臧继全, 丁森. 成立大型医院集团的尝试[J]. 中华医院管理杂志, 1997, 13(5): 298-299.

[102] 陈瀚钰, 夏景林, 赵列宾, 等. 上海市医院集团医疗资源整合模式现状调查[J]. 中华医院管理杂志, 2009, 25(10): 652-655.

[103] 赵丹丹. 上海市医疗资源及其纵向整合现状分析[J]. 中国卫生资源, 2008, 11(6): 259-262.

[104] 刘文生. 医联体: 互联网下的解构与重构[J]. 中国医院院长, 2017, 13: 52-55.

[105] 薛伟.武汉大医院托管社区卫生服务[J].中国卫生产业，2008，5(12)：31-33.

[106] 陈钧.上海医改探索"区域医疗联合体"[J].中国信息界(e医疗)，2011，3：18.

[107] 江捍平，罗乐宣，李创，等.坚持院办院管的社区卫生服务管理体制[J].中华全科医师杂志，2011，10(9)：658-659.

[108] 何少锋.马鞍山市公立医院改革的做法及体会[J].卫生经济研究，2011，5：7-9.

[109] 刘华."共同体"引领医疗卫生服务新模式：北京市西城区医疗卫生服务共同体[J].中国数字医学，2008，9：76-77.

[110] 刘也良，袁英红，魏笑琛.武汉的"直管"式医联体[J].中国卫生，2013，4：30-31.

[111] 黄勇，于润吉.辽宁省医疗资源纵向整合的方式及效果[J].中国医药指南，2010，8：140-142.

[112] 任苒，许晓光，刘明浩，等.辽宁省医疗资源纵向整合模式特征与效果[J].中国医院管理，2012，32(2)：1-3.

[113] 李鹏飞.安徽省农村中医药县乡村一体化改革试点进展与成效[J].中国农村卫生事业管理，2012，32(2)：130-131.

[114] 方鹏骞，刘丹.浙江省县域医院集团主要形式分析[J].中华医院管理杂志[J].2012，28(7)：487-491.

[115] 吴凤清.整合县乡村[J].中国医院院长，2011，12：49-54.

[116] 叶龙杰，袁英红，魏笑琛.武汉成立医联体：渐进实现利益共享[J].医院领导决策参考，2013，8：42-44.

[117] 黄海.美国医疗机构分类的管理做法及启示：责任和利益的博弈[J].医院院长论坛(首都医科大学学报，社会科学版)，2013，4：57-61.

[118] Bogue R J, Antia M, Harmata R, et al. Community experiments in action：developing community-defined models for reconfiguring health care delivery[J]. J Health Polit Policy Law, 1997, 22(4)：1051-1076.

[119] Gandhi S O. Differences between non-profit and for-profit hospices：patient selection and quality[J]. Int J Health Care Finance Econ, 2012, 12(2)：107-127.

[120] Eileen O'Keefe, Hogg C. Public participation and marginalized groups：the

community development model[J]. Health Expect, 1999, 2(4): 245-254.

[121] 解亚红. 西方国家医疗卫生改革的五大趋势——以英国、美国和德国为例 [J]. 中国行政管理, 2006, 5: 109-112.

[122] 曲玉国. 国外医疗卫生服务提供合作机制的比较研究及借鉴意义[J]. 中国 医疗前沿, 2009, 4(7): 129-133.

[123] 徐芬, 李国鸿. 国外医疗服务体系研究(二)[J]. 国外医学(卫生经济分 册), 2005, 4: 145-152.

[124] 顾海, 李佳佳. 国外医疗服务体系对我国医疗卫生体制改革的启示与借鉴 [J]. 世界经济与政治论坛, 2009, 5: 102-107.

[125] Nicolas B, Peter S. Partnership agreement adoption and survival in the British private and public sectors[J]. Work, Employment and Society, 2009, 23(2): 231-248.

[126] Roland M. Linking physicians's pay to the quality of care—a major experiment in the United Kingdom[J]. N Engl J Med, 2004, 351 (14): 1448-1454.

[127] Smith P, Goddard M. The English national health service: an economic health check[J]. Economics Department Working Papers, 2009, 29(7): 5-29.

[128] 顾海, 鲁翔, 左楠. 英国医保模式对我国医保制度的启示与借鉴[J]. 世界 经济与政治论坛, 2007(5): 106-111.

[129] 郭永松. 国内外医疗保障制度的比较研究[J]. 医学与哲学(人文社会医学 版), 2007(8): 2-5.

[130] 高连克, 杨淑琴. 英国医疗保障制度变迁及其启示[J]. 北方论丛, 2005 (4): 110-113.

[131] Nolte E, Frolich A, Hildebrandt H, et al. Implementing integrated care: a synthesis of experiences in three European countries[J]. Int J Care Coord, 2016, 19(1): 5-19.

[132] Busse R, Blümel M. Germany: health system review[J]. Health Syst Transit, 2014, 16(2): 1-296.

[133] Zimmer A, Smith S R. Social service provision in the US and Germany: convergence or path dependency? [J]. German Politics, 2014, 23(1): 1-25.

[134] Busse R, Riesberg A. Health care systems in transition: Germany [R]. Copenhagen: WHO regional office for Europe on behalf of the European observatory on health systems and policies, 2004.

［135］王川，陈涛. 德国医疗保险制度的改革及启示［J］. 经济纵横，2009,7：105-107.

［136］Di Matteo L. The determinants of the public-private mix in Canadian health care expenditures：1975—1996［J］. Health Plicy, 2000, 52(2)：87-112.

［137］Evans R G, Lomas J, Barer M L, et al. Controlling health expendures—the Canadian reality［J］. N Engl J Med, 1989, 320(9)：571-577.

［138］Battista R N, Banta H D, Jonnson E, et al. Lessons from the eight countries ［J］. Health Policy, 1994, 30(1-3)：397-421.

［139］Wolfe P R, Moran D W. Global budgeting in the OECD countries［J］. Health Care Financ Rev, 1993, 14(3)：55-76.

［140］Lim M K. Transforming Singapore health care：public-private partnership［J］. Ann Acad Med Singap, 2005, 34(7)：461-467.

［141］周策. 新加坡医疗保健服务的经验与启示［J］. 发展研究，2010,3：86-87.

［142］陈昱方，林婕，张亮. 新加坡卫生服务体制对我国卫生服务体制改革的启示［J］. 医学与社会，2012, 25(1)：71-73.

［143］刘芬远,周盈. 日本的医疗卫生体系［J］. 医院院长论坛，2007,2：60-63.

［144］梁颖，汝小美，宋冰，等. 日本预防保健体系对我国构建家庭保健体系的启示［J］. 中国计划生育学杂志，2013, 21(3)：155-160.

［145］孟开，张玲. 日本医疗法的五次修改与医院管理［J］. 中华医院管理杂志，2010, 26(5)：397-400.

［146］Cornwall A, Shaknland A. Engaginging citizens：lessons from building Brazil's national health system［J］. Soc Sci Med, 2008, 66(10)：2173-2184.

［147］Fernandes E, Pires H M, Ignacio A A, et al. An analysis of the supplementary health sector in Brazil［J］. Health Policy, 2007, 81(2-3)：242-257.

［148］de Janeiro R. Fellowship-sponsored Chinese study tour：Health Systems reforms in Brazil and Chile ［R］. WHO：ministry of health of Brazil, 2007.

［149］许梦博，任倩倩. 新医改方案的内容解析及其对策思考［J］. 医学与社会，2010, 23(4)：61-63.

［150］高新强，赵明钢. 俄罗斯联邦医疗卫生体制概况与启示［J］. 现代医院管理，2014, 12(2)：22-24.

［151］Ellie T, Suszy L. Health care systems in transition：Russian Federation［M］. Copenhagen：World Health Organization Regional Office for Europe, 2003：202.

［152］ 杨光斌, 郑伟铭. 国家形态与国家治理: 苏联—俄罗斯转型经验研究［J］. 中国社会科学, 2007,4: 31-44.

［153］ Glazov K N. Modeling a process-oriented system for ensuring the guality of medical services in the Arctic zone of the Russian Federation［J］. Modernizaciâ Innvaciâ Razvitie, 2019, 10(2): 182-195.

［154］ Ensor T. Informal payments for health care in transition economies［J］. Soc Sci Med, 2004, 58(1): 237-246.

［155］ Conrad D A, Shortell S M.Integrated health systems: promise and performance ［J］. Front Health Serv Manage, 1996, 13(1): 3-40.

［156］ Thaldorf C, Liberman A. Integration of health care organizations: using the power strategies of horizontal and vertical integration in public and private health systems［J］. Health Care Manag(Frederick), 2007, 26(2): 116-127.

［157］ Dranove D, Shanley M. Cost reductions or reputation enhancement as motives for mergers: the logic of multihospital systems［J］. Strat Manage J, 1995, 16(1): 55-74.

［158］ Burda D. Study—mergers cut costs, services, increase profits［J］. Mod Healthc, 1993, 23(46): 4.

［159］ Weil T. Hospital mergers: a panacea［J］. J Health Serv Res Policy, 2010, 15 (4): 251-253.

［160］ Burns L R, Pauly M V. Integrated delivery networks: a detour on the road to integrated health care? ［J］. Health Aff (Millwood), 2002, 21(4):128-143.

［161］ Blendon R J, Leitman R, Morrison I, et al. Satisfaction with health systems in ten nations［J］. Health Aff (Millwood), 1990, 9(2): 185-192.

［162］ Sullivan L W. The U.S. health care system: challenges for the academic health professions community［J］. Acad Medicine, 1992, 67(2): 65-67.

［163］ 应亚珍. 医保与医疗服务应统筹管理: 美国凯撒模式对我国医改的启示 ［J］.枣庄卫生, 2013,3: 47-49.

［164］ 陈宁珊. 欧洲基本保健体制改革［M］. 北京:中国劳动社会保障出版社, 2010: 111-113.

［165］ Richardson J, McKie J. Economic evaluation of services for a National Health scheme: the case for a fairness-based framework［J］. J Health Econ, 2007, 26 (4): 785-799.

［166］ Macdonald J, Cumming J, Harris M, et al. Systematic review of system-wide models of comprehensive primary health care[R]. Sydney, Australia: Research Centre for Primary Health Care and Equity, School of Public Health and Community Medicine UNSW, 2006.

[167] 蔡江南. 医疗卫生体制改革的国际经验[M]. 上海:上海科学技术出版社, 2016: 221-222.

[168] Thind A. Understanding the U.S. health services system[J]. J Public Health Policy, 2005, 26: 155-157.

[169] Schlette S, Lisac M, Blum K. Integrated primary care in Germany: the road ahead[J]. Int J Integr Care, 2009, 9: e14.

[170] 王溪. 德国与中国公立医院的比较[J]. 企业导报, 2011(14): 263.

[171] 周俊婷, 李勇, 胡安琪, 等. 德国医疗服务供给模式对我国的启示[J]. 中国药物经济学, 2018, 13(4): 101-105.

[172] Canada Statistics. Population by sex and age group[R]. Canada: Statistics, 2016.

[173] Bode I, Firbank O. Barriers to co-governance: examining the "Chemistry" of home-care networks in Germany, England, and Quebec[J]. Policy Stud J, 2009, 37(2): 325-351.

[174] Breton M, Pineault R, Levesque J F, et al. Reforming healthcare systems on a locally integrated basis: is there a potential for increasing collaborations in primary healthcare? [J]. BMC Health Serv Res, 2013, 13: 262.

[175] Haggerty J L, Pineault R, Beaulieu M D, et al. Practice features associated with patient-reported accessibility, continuity, and coordination of primary health care[J]. Ann Fam Med, 2008, 6(2):116-123.

[176] Pomey M P, Martin E, Forest P G. Quebec's family medicine groups: innovation and compromise in the reform of front-line care [J]. Can J Polit Sci, 2009, 3(4): 31-46.

[177] Oelke N D, Cunning L, Andrews K, et al. Organizing care across the continuum: primary care, specialty services, acute and long-term care [J]. Healthc Q, 2009, 13: 75-79.

[178] Bywood P. Integrated care: what policies support and influence integration in health care across New Zealand, England, Canada and the United States? [R]. Australia: Phcris, 2013.

[179] 任文杰. 世界视野下的"中国模式"医疗联合体模式的实践探索与管理创新

[M]. 武汉：武汉大学出版社，2014：44.

[180] 顾亚明. 日本分级诊疗制度及其对我国的启示[J]. 卫生经济研究，2015,3：8-12.

[181] 李芬，王常颖，陈多，等. 基于国际经验的整合卫生服务体系关键路径探索[J]. 中国卫生资源，2018, 21(6)：533-539.

[182] 吴春艳. 巴西区域性整合卫生保健网络政策：从制定到实践[J]. 中国卫生政策研究，2015, 8(7)：73.

[183] Tulchinsky T H, VaravikoVa E A. The new public health：an introduction for 21st century[M]. Academic Press, 2000：23-41.

[184] 高新强，赵明钢. 俄罗斯联邦医疗卫生体制概况与启示[J]. 现代医院管理，2014, 12(2)：28-30.

[185] Federal State Statistics Service.Russian statistical yearbook, 2010 [R]. Moscow：Federal State Statistics Service, 2011.

[186] Doocey A, Reddy W. Integrated care pathways：the touchstone of an integrated service delivery model for Ireland[J]. Int J Care Pathw, 2010, 14(1)：27-29.

[187] Lega F. Organizational design for health integrated delivery systems：theory and practice[J]. Health Policy, 2007, 81(2)：258-279.

[188] Goodwin N, Peck E, Freeman T, et al. Managing across diverse networks of care：lessons from other sectors [D]. Birmingham, UK：Health Services Management Centre, University of Birmingham, 2004.

[189] 范明宇，刘丹. 医疗服务体系资源纵向整合现状及建议[J]. 医学与社会，2015, 28(1)：15-18.

[190] Boudreau M, Gefen D, Straub D. Validation in IS research：a state-of-the-art assessment[J]. MIS Quarterly, 2001, 25(1)：1-24.

[191] 陈威宇. 基于信度、效度的中国县级政府绩效评价指标体系研究[D]. 兰州：兰州大学，2013.

[192] Lawshe C H. A quantitative approach to content validity[J]. Pers Psychol, 1975, 28(4)：563-575.

[193] 吕焕方. 产业技术创新联盟绩效评估体系的研究[D]. 广州：南方医科大学，2013.

[194] 张雁磊. 两变量线性相关与线性回归中三种统计推断的等价性[J]. 课程教育研究，2017(39)：219-220.

[195] 刘丹，黄毅. 医务人员在整合医疗中的作用方式及因素分析[J]. 重庆医学，

2016, 45(2): 267-268+283.

[196] 汪涛, 陈静, 胡代玉, 等. 运用主题框架法进行定性资料分析[J]. 中国卫生资源, 2006, 9(2): 86-88.

[197] 刘维学. 系统评价指标体系与灰色模糊评价模型构建[J]. 计算机技术与发展, 2013, 23(10): 193-196.

[198] 朱楚英, 郑必先, 金安娜, 等. 新型现代医疗服务体系构建研究[J]. 中国卫生资源, 2007, 10(3): 141-144.

[199] 济南市卫生局. 改革创新发展全力打造新型城市卫生服务体系[J]. 中国卫生经济, 2003, 22(12): 43.

[200] Enthoven A C. Integrated systems improve medical care and control costs according to new research at Stanford Business School[R]. Stanford, USA: Stanford Graduate School of Business, Stanford University, 2005.

[201] Leatt P, Pink G H, Naylor C D. Integrated delivery systems: has their time come in Canada?[J]. CMAJ, 1996, 154(6): 803-809.

[202] 李玲, 徐扬, 陈秋霖. 整合医疗: 中国医改的战略选择[J]. 中国卫生政策研究, 2012, 5(9): 10-16.

[203] 匡莉. 我国医疗服务竞争机制的优化策略——建立纵向整合的医疗服务体系[J]. 中国卫生政策研究, 2012, 5(9): 34-39.

[204] 匡莉, 马远珠, 甘远洪. 整合的卫生服务: 来自 WHO 的定义与阐释[J]. 医学与哲学(人文社会医学版), 2011, 32(7): 1-3.

[205] 肖翔, 冯星. 医院发展战略 SWOT 分析[J]. 江苏卫生事业管理, 2009, 20(2): 31-32.

[206] 路杰, 高歆, 王伟, 等. 甘肃省卫生资源空间集聚特征及配置公平性的综合评价分析[J]. 中国卫生统计, 2019, 36(2): 222-225.

[207] 张宗久. 中国医院评审实务[M]. 北京: 人民军医出版社, 2013.

[208] 美国医疗机构评审国际联合委员会. 美国医疗机构评审国际联合委员会医院评审标准[M]. 4 版. 王羽, 庄一强, 孙阳, 译. 北京: 中国协和医科大学出版社, 2012.

[209] Rowe G, Wright G, Bolger F M I. The delphi technique: a re-evaluation of research and theory[J]. Technol Forecast Soc Change, 1991, 39: 235-251.

[210] 曾光. 现代流行病学方法与应用[M]. 北京: 北京医科大学中国协和医科大学联合出版社, 1996: 258-259.